女科集要

〔清〕程文囿／撰　趙　黎／提要

安徽博物院藏新安孤本珍本醫籍叢刊
——第五輯——

王　鵬／主編

二〇二二年度國家古籍整理出版專項經費資助項目

時代出版
时代出版传媒股份有限公司
安徽科学技术出版社

圖書在版編目(CIP)數據

安徽博物院藏新安孤本珍本醫籍叢刊. 第五輯 / 王鵬主編. --合肥：安徽科學技術出版社，2023.9
ISBN 978-7-5337-8672-4

Ⅰ.①安… Ⅱ.①王… Ⅲ.①中醫典籍-叢刊 Ⅳ.①R2-5

中國版本圖書館 CIP 數據核字(2022)第 245807 號

ANHUI BOWUYUAN CANG XIN'AN GUBEN ZHENBEN YIJI CONGKAN DIWUJI

安徽博物院藏新安孤本珍本醫籍叢刊·第五輯 王 鵬 主編

出 版 人：王筱文 選題策劃：王 宜 責任編輯：楊 洋 王 宜
責任校對：王麗君 責任印製：梁東兵 裝幀設計：王 艷
出版發行：時代出版傳媒股份有限公司 http://www.press-mart.com
安徽科學技術出版社 http://www.ahstp.net
(合肥市政務文化新區翡翠路 1118 號出版傳媒廣場，郵編：230071)
電話：(0551)63533330
印 製：安徽新華印刷股份有限公司 電話：(0551)65859178
(如發現印裝質量問題，影響閱讀，請與印刷廠商聯繫調換)

開本：787×1092 1/16 印張：30.5 字數：610 千
版次：2023 年 9 月第 1 版 2023 年 9 月第 1 次印刷

ISBN 978-7-5337-8672-4 定價：680.00 元

《安徽博物院藏新安孤本珍本醫籍叢刊》編纂委員會

主　任　雷修佛

副主任　徐大珍　鄭道春　卞　堅　季　永

主　編　王　鵬

副主編　黄　輝　張　雷　卜菲菲

編　委　（按姓氏筆畫排序）

卜菲菲　王　瑞　王　鵬　李董男　何　玲

周　媛　姜岱品　郭錦晨　陳玉狀　張　雷

黄　輝　葉　紅　趙　黎　鄧　勇　劉華偉

魏　珺　魏夢菊　羅夢曦　譚　輝

前言

中醫藥學源遠流長，在其漫長的歷史發展進程中，湧現出大批著名醫家，他們在學術上各領風騷，形成了衆多的醫學流派。不同流派的爭鳴與滲透、交流與融合，促進了中醫藥學術的不斷進步和臨床療效的不斷提高。各家中醫學術流派薪火相承，後浪推前浪，鑄就了中醫藥學發展史上一道道靚麗的風景綫。

九州方隅，風物萬千，心得各有見長，傳習日久，漸成衆多地域醫學流派。地域醫學流派是對某一特定地域醫家學術特徵的整體概括，凸顯了中醫藥學辨證論治的原則性、多樣性和靈活性。『天下明醫出新安』。安徽自古物寶文華、人傑地靈，是歷史上名醫輩出的地方，『南新安、北華佗』的原生態傳統醫學文化獨具特色和優勢，尤其是源自古徽州的新安醫學，以其鮮明的地域特色、厚重的傳統底蘊、突出的學術成就、深遠的歷史影響，在我國地域醫學流派中獨樹一幟。作為徽文化五大要素之一的新安醫學，儒醫輩出、世醫不絕，文獻宏富、名著林立，創新發明、學說紛呈，特色鮮明，影響深遠，傳承至今，經久不衰，是公認的綜合性地域醫學流派的典型代表。

中華人民共和國成立以來，學術界一直十分重視新安醫學文獻的整理與研究，以安徽學者群體為核心，聯合國內其他地區學者，針對新安醫學古籍文獻開展了一系列卓有成效的研究工作，在文獻校注整理、醫家醫籍考證、名家學術思想研究等領域，取得了衆多代表性成果，一批重要的新安醫籍文獻得以整理出版，為傳承發展新安醫學學術、弘揚優秀傳統文化做出了重要貢獻。但時至今日，仍然有大量重要新安醫籍未曾進行過系統整理和出版，不能不説是一種遺憾。為有效彌補既往古籍整理研究的不足，不斷完善新安醫學醫籍體系，進一步促進對新安醫家學術思想的深入研究，安徽中醫藥大學組建了專門的整理研究團隊，有計畫、分批次地開展了新安醫學孤本珍本醫籍文獻的整理工作。

《安徽博物院藏新安孤本珍本醫籍叢刊》共選取二十三種安徽博物院所藏且未整理的具有重要學術和實踐應用價值的新安孤本珍本醫籍，包括中醫綜合類文獻三種、溫病類文獻二種、方書類文獻四種、外傷科類文獻四種、婦科類文獻一種、兒科類文獻四種、喉科類文獻二種、醫案類文獻三種，以保留原貌的影印形式出版，旨在搶救性整理這些瀕佚的新安孤本珍本醫籍；同時，為每部著作撰寫內容提要，從作者、成書經歷、版本、基本內容與構成、引用文獻、學術特色等方面，總結並展現各醫籍的新安醫學特色及對後世中醫藥學術傳承與發展的影響。

選入《安徽博物院藏新安孤本珍本醫籍叢刊》的古籍文獻基本資訊如下：

《瘟疫論補注》，二卷，清代新安醫家楊啟甲撰，是一部注解明代醫家吴又可《瘟疫論》的著作。本書原稿撰成於清道光二十年（一八四〇），於清道光二十一年（一八四一）由黄宗棨刻板印刷。現存刻本，系孤本，藏於安徽博物院。《中國中醫古籍總目》失收。

《瘟疫論詳辯》，一卷，清代新安醫家瑩君溥抄録，經考證，内容取自清代醫家戴天章《廣瘟疫論》。現存一種抄本，抄成年代不詳，藏於安徽博物院。《中國中醫古籍總目》失收。

《汪氏家藏奇效書》，不分卷，清代新安醫家汪渭陽撰，是一部收載治療瘡癰腫毒方書的著作。原題汪渭陽撰，因第二册文中有言『會吾兄渭陽，不可盡吐心腹』『凡遇吾兄渭陽，寧可裝呆請教，幸勿説我好書』，故推測此書作者除汪渭陽外，可能還有其弟汪渭川。現存一種民國抄本，抄成年代不詳，藏於安徽博物院。《中國中醫古籍總目》失收。

《汪氏擬方》，一卷，清代新安醫家汪文譽撰，是一部綜合類醫著。現存一種抄本，抄成年代不詳，藏於安徽博物院。經考證，該抄本實為《濟世良方》節抄本，主要節抄了原書外感和内科雜病部分内容。

《古方選注》，一卷，清代新安醫家方成垣撰，闡述了十三首汗劑與五首吐劑的遺方用藥機理，同時記録了古籍先賢對所載方劑的有關論述。現存一種清代抄本，抄成年代不詳，系孤本，藏於安徽博物院。《中國中醫古籍總目》失收。

《吴氏家傳痰火七十二方》，一卷，清代新安醫家吴起甫撰，是一部專研痰火證治的著作。現存一種民國抄本，抄於民國元年（一九一二），系孤本，藏於安徽博物院。《中國中醫古籍總目》失收。

《驗方秘録》，不分卷，清代新安醫家謝奕卿撰，是一部彙集實效驗方的著作。現存一種清代抄本，抄成年代不詳，藏於安徽博物院。《中國中醫古籍總目》失收。

《醫階》，不分卷，清末至民國方志學家、詩人、書法家、文物鑒賞家許承堯撰，是一部以摘録中醫醫論和臨證治療為主要内容、以學醫筆記為主要形式的著作。本書原稿撰成於清光緒二十七年（一九〇一），未曾出版刊行。現存稿本，系孤本，藏於安徽博物院。《中國中醫古籍總目》失收。

《臨症一得》，不分卷，清末至民國新安醫家葉仲賢撰，是一部記録其臨證心得的著作。現存一種抄本，系孤本，抄成時間不詳，藏於安徽博物院。《中國中醫古籍總目》失收。

《摘選外科雜症》《外科症治神方》，均不分卷，清代新安醫家程耀明輯，均為收録中醫外科治療方藥的著作。現各存一種抄本，抄成年代不詳，均藏於安徽博物院。《中國中醫古籍總目》失收。

《傷科》，不分卷，清代新安醫家程培撰，是一部輯録傷科疾病治療方法的著作。本書現存清光緒元年（一八七五）松茂室抄本，系孤本，藏於安徽博物院。《中國中醫古籍總目》失收。

《傷科秘方》，不分卷，清代新安醫家安文、定文輯，是一部關於記述外傷證治的著作。現存一種民國抄本，抄成時間不詳，藏於安徽博物院。《中國中醫古籍總目》失收。

《女科集要》，一卷，清代新安醫家程文囿撰，是一部主要記述婦科證治的著作。本書前半部分『望色』『聆音』『辨脈』内容可見於《醫述》第二卷『醫學溯源』，後半部分内容見於《醫述》第十三卷『女科原旨』。現存一種抄本，抄録時間不詳，後補配清嘉慶九年（一八〇四）刻本《產科心法》，藏於安徽博物院。《中國中醫古籍總目》失收。

《汪弢廬先生手集小兒方藥》，一卷，清代新安醫家汪宗沂撰，是一部專研小兒證治的醫著。本書現存清代稿本，系孤本，據考證當為汪氏手書稿本，具有較高的文獻學和版本學價值，藏於安徽博物院。《中國中醫古籍總目》失收。

《兒科藥方》，一卷，清末至民國新安醫家胡永康撰，是一部專門記述小兒證治的醫著。現存民國時期稿本，系孤本，藏於安徽博物院。《中國中醫古籍總目》失收。

《痘疹集成》，一卷，清代新安醫家程坤錫著，是一部論述痘疹病因病機及治療的醫著。現存抄本，系孤本，藏於安徽博物院。《中國中醫古籍總目》失收。

《麻證秘訣》，一卷，清末至民國新安醫家胡永康撰，是一部專門記述麻疹的醫著。現存清光緒十一年（一八八五）稿本，系孤本，藏於安徽博物院。《中國中醫古籍總目》失收。

《喉科秘笈》，一卷，清代張宗良、吴氏原著，清末至民國新安醫家汪雲祥修訂抄録，是一部喉科著作。現存一種抄本，抄成年代不詳，藏於安徽博物院。《中國中醫古籍總目》失收。此書乃《咽喉秘集》的一個抄本。《咽喉秘集》現存最早刻本為清同治元年（一八六二）潘仕成海山仙館初刻本，乃重刊《驗方新編》時附録《咽喉秘集》於內；清代張紹棠味古齋光緒九年（一八八三）刻本點校頗精，流傳甚廣。另存有清代及近代多種刊本。

《咽喉秘要全書》，一卷，清代新安醫家言立誠參訂，是一部關於咽喉科疾病辨證施治的經驗集。現存清宣統二年（一九一〇）抄本，藏於安徽博物院。本書內容經考證為清乾隆年間《咽喉經驗秘傳》（蘇州人程永培校刊）的抄本。

《杏軒醫案輯録》，不分卷，清代新安醫家程杏軒原撰，其弟子倪榜、許璞等輯録。現存一種民國抄本，抄録者、抄録年份不詳，藏於安徽博物院。《中國中醫古籍總目》失收。

《觀頤居醫案》，不分卷，清代新安醫家葉熙鐸撰，是一部記録臨床經驗的醫案著作。現存一種民國抄本，系孤本，抄録者、抄録年份不詳，藏於安徽博物院。《中國中醫古籍總目》失收。

《紅樹山莊醫案》，十二卷，清代新安醫家葉昶撰，成書於清鹹豐十一年（一八六一），是一部記録臨床經驗的醫案著作。現存清代趙詠抄本，藏於安徽博物院、中山大學圖書館。《中國中醫古籍總目》收載，但未録安徽博物院亦藏此書。

《安徽博物院藏新安孤本珍本醫籍叢刊》的整理出版工作，在安徽博物院和安徽科學技術出版社的大力支持下，成功獲批二〇二二年度國家古籍整理出版專項經費資助項目。安徽科學技術出版社長期從事中醫藥古籍的整理出版工作，並將新安醫學古籍整理研究作為重點圖書板塊加以打造，多年來出版了一系列學術水準高、業界影響大的新安醫學古籍整理和研究類圖書，積累了豐富的中醫藥古籍和新安醫學古籍整理經驗，為本次《安徽博物院藏新安孤本珍本醫籍叢刊》整理出版工作的順利實施提供了強有力的組織和技術保證，確保了本次整理專案的順利開展和按期完成。在此，謹對安徽博物院、安徽科學技術出版社及參加本項目整理出版工作的同道致以衷心的感謝。

新安醫學的當代價值正是體現在它實用的、不斷創新的、至今仍造福於民眾的知識體系中，而新安醫學古籍文獻則是這些知識體系的載體，是彌足珍貴的文化遺產。本次影印整理出版的《安徽博物院藏新安孤本珍本醫籍叢刊》，以具有重要實用價值的新安醫籍孤本珍本文獻為整理對象，均與臨床實踐密切相關，能夠更直接地用以指導臨床實踐工作，豐富現有的臨床辨證論治體系，促進中醫醫療水準的提高。我們衷心地期望，通過本套叢刊的出版，能夠更有效地保護並展示得到廣泛認同、可供交流、原汁原味的新安醫籍珍貴文獻，同時對弘揚徽文化、發掘新安醫學學術精華、傳承發展中醫藥事業有所裨益。

王　鵬

二〇二二年八月十八日

目録

女科集要

提要 趙 黎

安徽博物院藏新安孤本珍本醫籍叢刊
第五輯

內容提要

《女科集要》，一卷，清代新安醫家程文囿撰，是一部主要記述婦科證治的著作。

一、作者與成書經歷

程文囿，字觀泉，號杏軒。清代乾隆、嘉慶年間歙縣東溪人。其自幼好學，早年攻讀儒學，工於詩文，博學多才，有詩抄兩卷。二十歲开始研讀岐黄，之後集畢生之精力鑽研醫學，自成一家，以內、兒、婦科見長。程氏師古而不泥，臨證常於虛實之間、疑似之處得其要領，且常出新意。

程文囿於清乾隆五十七年（一七九二）始，至清道光六年（一八二六），歷經三十五年之考訂，輯先聖經義六百五十餘條，前哲名論五千餘款，共分一百三十門，五百七十類，選輯醫案二百八十餘則，附方一百九十七首，寓『述而不作』之意，輯成《醫述》十六卷，還著有《杏軒醫案》三卷。

《女科集要》前半部分『望色』『聆音』『辨脈』內容可見於《醫述》第二卷『醫學溯源』，後半部分內容見於《醫述》第十三卷『女科原旨』。

二、版本

《女科集要》現存抄本，抄録時間不詳，後補配清嘉慶九年（一八〇四）刻本《產科心法》，現藏於安徽博物院，《中國中醫古籍總目》失收。全本共一册，四眼綫裝，開本尺寸縱二十二點三厘米，橫十五點四厘米，補配之《產科心法》有黑色版框，版框尺寸縱二十點一厘米，橫十三點一厘米。抄本部分，正文半葉十行，每行二十三字；補配刻本部分，正文半葉九行，每行二十四字。

書籍封面左上方有『女科集要』四字，右下方有『鋤經書屋』四字。扉頁右側中間有『新安杏軒程文囿觀泉輯』字樣。書第三頁，即正文第一頁，右側第一行上角有一道墨痕，下有『醫學溯源』四字。第二行有『新安杏軒程文囿觀泉輯』，下有『弟　文畹綺蘭　文荃春圃　校』字樣。

後半部分內容目録右側第一行有『醫述卷十三』字樣，第二行為『女科原旨目』，後依次為『月經』『求嗣』『帶下』

『崩漏』『胎前』『墮胎半產』『臨產』『產後』『雜病』。末有『新安杏軒程文囿觀泉輯』，下為『小門人　汪有容德新　葉光煦涵春　校』字樣。

三、基本內容與構成

《女科集要》可分為兩部分：一部分是關於『望色』『聆音』『辨脈』三診的內容，另一部分是有關『月經』『求嗣』『帶下』『崩漏』『胎前』『墮胎半產』『臨產』『產後』『雜病』的內容。前半部分『望色』『聆音』『辨脈』內容可見於《醫述》第二卷『醫學溯源』，但『醫學溯源』卷中多出審證、治法、醫則、病箴四節。後半部分內容見於《醫述》第十三卷『女科原旨』。

四、引用文獻

《女科集要》輯先聖經義、前哲名論而成，述而不作，引用條文皆在文末或署書名或署人名以注明出處，其中醫書有《難經》《傷寒論》《金匱要略》《褚氏遺書》《景嶽全書》等數十部，醫家有朱丹溪、徐靈胎、喻嘉言等數十位，可見全書收録範圍之廣。

五、學術特色

（一）調經理氣，不忘滋水

《女科集要》曰：『血為氣之配，氣熱則熱，氣寒則寒，氣升則升，氣降則降，氣凝則凝，氣滯則滯，氣清則清，氣濁則濁。成塊者，氣之凝也；將行而痛者，氣之滯也；來後作痛者，氣血俱虚也；色淡者，亦虚也；錯經妄行者，氣之亂也；紫者，氣之熱也；黑者，熱之甚也。』非常強調氣之重要性，認為『血為氣之配』，血之寒熱、虚實、升降與氣的寒熱、虚實及氣機是否正常關係密切，因而強調『調經莫先於養血，養血莫先於調氣也』。同時，《女科集要》對於調經以滋水為主，論述頗為獨到，指出：『天者，天一之真。癸者，壬癸之水。月者，水之精，以一月而盈，盈則昃，女人經水以時而下，故有子。不以時下，或過期，或不及，皆為病。所以必須調經，調經必須以滋水為主。』強調調經須注意滋水，臨床應善於運用補腎陰、滋腎水之法，以充沖、任二脈之源。

（二）治經血病，熱藥為佐

程氏認為：『人之氣血周流，忽有憂思忿怒，則鬱結不行。經前產後，忽遇飲冷形寒，則惡露不淨。此經候不調、不通、作痛、發熱所由作也。大抵氣行則血行，氣止則血止，故治血病，以行為先。熱則流通，寒則凝塞，故治血病，以熱藥為佐。』程氏治婦人經病，秉持『熱則流通、寒則凝塞』的原則，常『以溫藥為佐』，選用烏藥、荔枝核、吴茱萸、當歸、幹薑、制附片、桂枝等，以體現溫散通經、溫經活血、溫經養血等不同治法。

（三）審证求因，不泥前人

程氏論產後發熱，強調既要考慮產後的生理特點，又要根據實際情況加以辨證論治，如書中雲：『產後有外感發熱者，蓋臨盆之際，露體用力，寒邪乘虛，感之最易。證見頭疼身痛，憎寒發熱，或腰背拘急，脈見緊數。然不過隨感隨病，略加解散即痊。勿謂產後不宜表散，但當酌其虛實，而用得其宜耳。』又言：『產後發熱，用藥專以溫補為主，亦非確論。大約產後之熱，宜從陽引陰，反佐從治者居多。以陰血驟虧，孤陽外越，非用溫補，則虛火不藏，所謂甘溫能除大熱者也。倘其人陽有餘陰不足之體，泥於甘溫退熱之法，薑、桂、參、附多進，陰益虧，火益熾，熱愈不退，又宜從陰引陽，壯水正治。古人謂：「芍藥酸寒，產後忌用。」景嶽謂：「陰氣散失，正當用之。」此真知陰可維陽，水可制火者也。總之，人生陰陽互根，不可偏勝，一味溫熱，知有陽而不知有陰矣。』由此可見，對於前人論述，程氏並非一味盲從，而是經過自己思考後，擇其善者而從之，傳承先賢，不泥前人。

安徽中醫藥大學　趙　黎

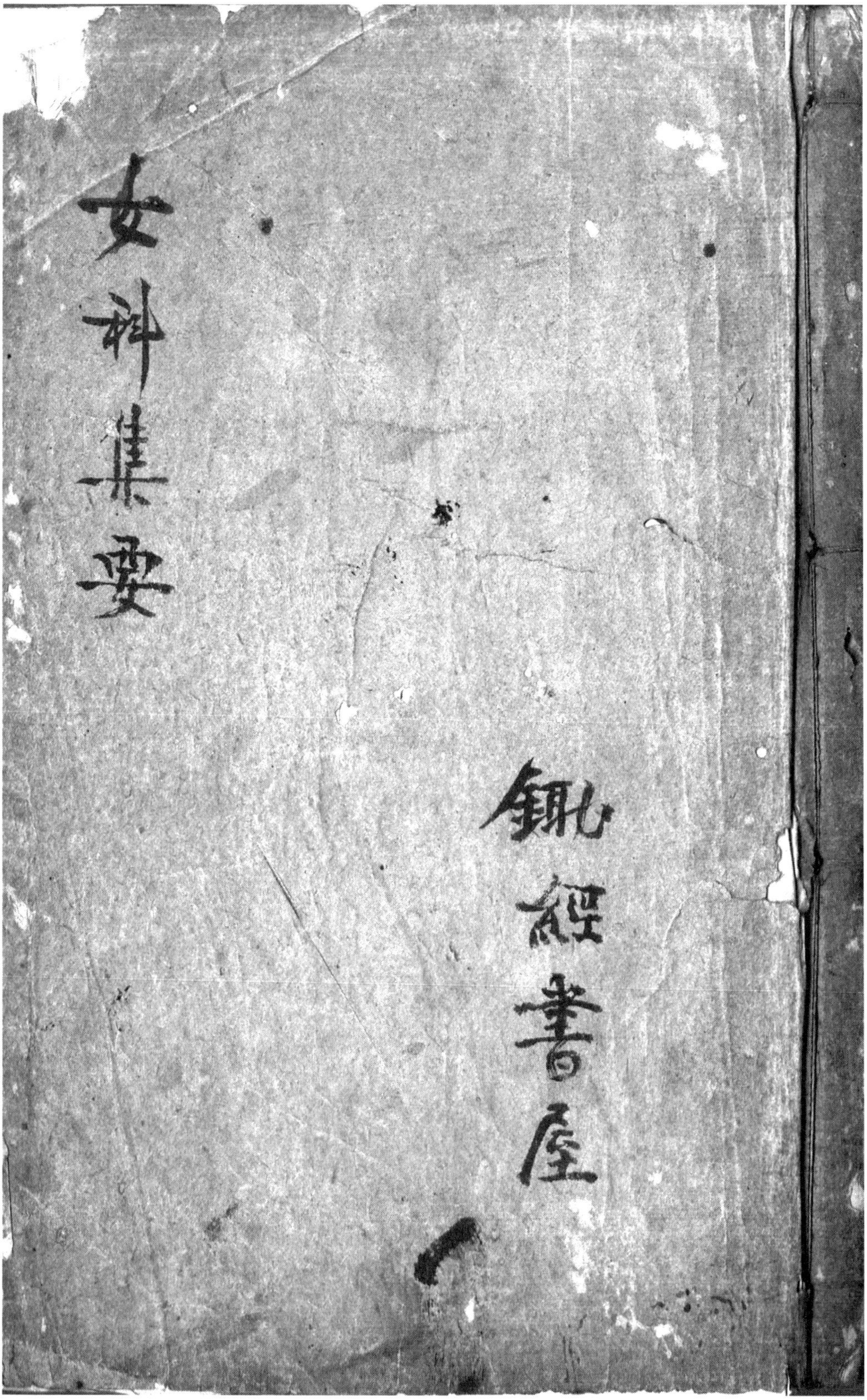
女科集要
鉙經書屋

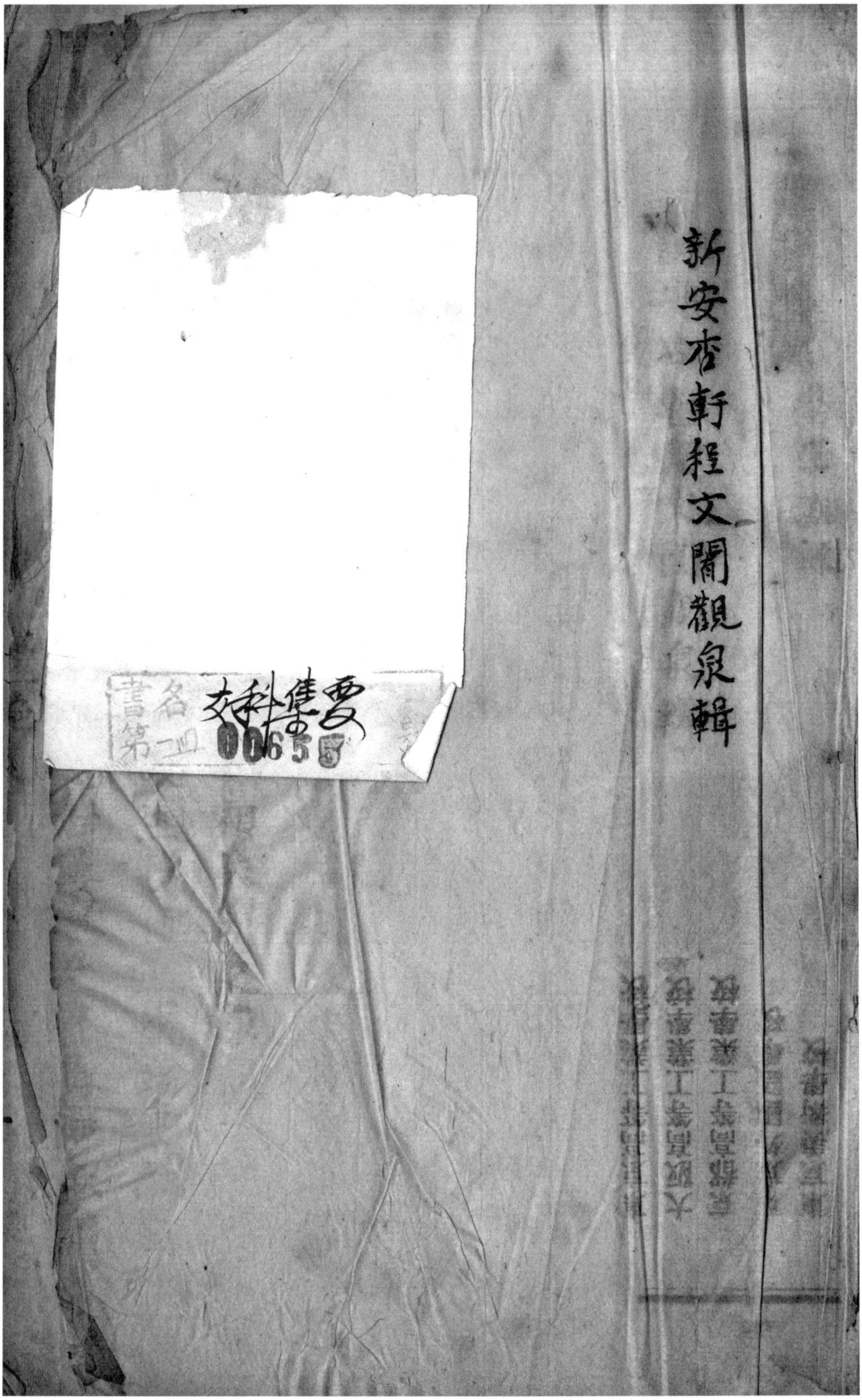
新安杏軒程文囿觀泉輯
書名 女科集要
第二四
00655

[redacted]醫學溯源

新安杏軒程文囿觀泉輯

弟　文畹綺蘭
　　文荃春圃　校

望色

○

經義

望而知之謂之神　凡治病察其形氣色澤形氣相得謂之可治色澤以浮謂之易已形氣相失謂之難治色夭不澤謂之難已　生于心如以縞裹朱生于肺如以縞裹紅生于肝如以縞裹紺生于脾如以縞裹栝蔞實生于腎如以縞裹紫

赤欲如白裹朱不欲如赭白欲如鵝羽不欲如鹽青欲如
蒼璧之澤不欲如藍黄欲如羅裹雄黄不欲如黄土黑欲如
重漆色不欲如地蒼　青如草滋者死黄如枳實者死黑如
炲者死赤如衃血者死白如枯骨者死青如翠羽者生赤如
雞冠者生黄如蠏腹者生白如豕膏者生黑如烏羽者生
肺熱病者色白而毛敗心熱病者色赤而絡脉溢肝熱病者
色蒼而爪枯脾熱病者色黄而肉蠕動腎熱病者色黑而齒
槁　面黄目青面黄目赤面黄目白面黄目黑者皆不死也
面青目赤面赤目白面青目黑面黑目白面赤目青皆死也

素問

黑色出于天庭大如拇指者必不病而卒死赤色出于兩顴大如拇指者病雖小愈必卒死　肝熱病者左頰先赤心熱病者額先赤脾熱病者鼻先赤肺熱病者右頰先赤腎熱病者頤先赤靈樞

哲言

鼻頭色青腹中痛苦冷者死鼻頭色微黑者有水氣色黄者胸中有寒色白亡血設微赤非時者死又色青爲痛色黑爲勞色赤爲風色黄者便難色鮮明者有留飲金匱

望色

大之五官百骸賅而存者神居之耳色者神之旗也神旺則色旺神衰則色衰神藏則色藏神露則色露帝王之色龍文

鳳彩神仙之色嶽翠山光榮華之色珠明玉潤壽耇之色柏古松蒼乃至貧夭之色重濁晦滯枯索垩𪐴莫不顯呈於面也　察色之妙全在察神血以養氣氣以養神失睡之人神有饑色喪亡之子神有呆色氣索自神失所養耳言喻嘉

赤屬心深赤色堅禀多火也赤而䐜堅營血充也微赤而鮮氣虛有火也赤而索澤血虛火旺也赤爲火色祇慮津枯血竭無虛寒之患大抵火形之人未有多溼者即有痰嗽亦燥氣耳　面赤多熱而有表裏虛實之殊午後面赤爲陰火兩顴赤色如妝爲陰火亢極雖愈必死　黄屬脾胃黄而肥盛胃有痰溼也黄而枯癯胃有火也黄而色淡胃虛也黄而色

暗津液耗也其虛實寒熱之機又當以飲食便溺消息之白而淖澤肺胃充也肥白綿奭氣虛有痰也白而消瘦爪甲鮮赤氣虛有火也白而不澤爪甲色淡肺胃虛寒也白而微青臂多青脉氣不統血也若兼爪甲色青則爲陰寒之證白爲氣虛之象縱有火熱皆爲虛火無實熱之理　蒼黑屬肝與腎蒼而理粗筋骨勞勤也蒼而枯槁營血涸也黑而肥澤骨髓充也黑而瘦削陰火内戕也蒼黑爲下焦氣旺雖犯客寒亦蘊爲熱無虛寒之候　張路玉

凡人病見青黑諸色者凶惟黄色爲吉黄爲胃氣故面黄者不死然必黄而有神乃可若久病枯黄豈有生乎　鄒丹源

望色

色赤爲熱人所易知然有寒欝而赤者經去太陽司天寒淫所勝民病面赤又當治以熱劑金匱直指

面色黄中見青肝木乘脾土也用四君湯加升柴治之吴篁池

凡診病不知察色之要如舟子不識風汎動罹覆溺鹵莽麁疏醫之過也醫門法律

聆音

經義

聞而知之者謂之聖　視喘息聽音聲而知病所苦　肝在音爲角在聲爲呼心在音爲徵在聲爲笑脾在音爲宮在聲爲歌肺在音爲商在聲爲哭腎在音爲羽在聲爲呻素問

哲言

病人語聲寂寂然喜驚呼者骨節間病　語聲喑喑然不徹者心膈間病　語聲啾啾然細而長者頭中病　吸而微数其病在中焦實也當下之即愈虛者不治在上焦者其吸促

聆音

在下焦者其吸遠此皆難治呼吸動搖振振者不治金匱

聲者氣之從喉舌而宣之於口者也新病之人聲不變小病之人聲不變惟久病苛病其聲乃變迨聲變其病機顯呈而莫逃所可聞而知之者矣古人聞隔垣之呻吟未見其形先得其情若精心體驗積久誠通如瞽者之耳偏聰豈非不分其心於目耶喻嘉言

肝爲呼心爲笑脾爲歌肺爲哭腎爲呻此聲之可知者也肝爲角心爲徵脾爲宫肺爲商腎爲羽此音之不易知者也方土不同語言分別五音未有不相混者何從窺其病而別之乎然常者不易辨而變者則可辨人有生平並未離鄉而大

病忽作他處方言者則病情之所由見也不病時五音難別方病時五音不難別以其病在一藏則一藏之音多諦聆之而自審也或一藏之音全無則一藏已絶其爲病亦彰矣五音之可辨者喉音宮舌居中（即鼻音）齶音商開口張舌音角舌縮卻齒音徵舌點齒脣音羽口撮聚五音如笙簧然何音啞則簧之壞在何孔　脾虛者惡聞木聲心虛者惡聞鼓聲肺虛者惡聞金聲腎虛者惡聞人聲肝虛者惡聞啾唧之聲（醫參）

喘粗氣熱爲有餘喘急氣寒爲不足息高者心肺之氣有餘吸弱者肝腎之氣不足怒罵冤苦者肝逆氣抑也鼻塞聲重噴嚏者風寒未解也言語輕遲短促者中氣虛也呻吟者痛

聆音　五

也噫者脾困也噯者胃不寬也實噯聲長而緊得噯則快虛
噯聲短而促得噯雖鬆不覺其快噯冷氣者胃寒也嘔酸苦
者肝火也自言死者元虛也喜言食者胃火也言家私者心
慮少睡也言負德者肝欝多怒也乾咳無痰者胃中伏火也
譫語收財帛者元氣竭也狂言多與人者邪氣實也四診抉微
凡聞聲不能分呼笑歌哭呻以求五臟善惡五邪所干及神
氣所主之病者醫之過也　凡辨息不分呼出吸入以求病
情毫釐千里醫之過也　凡聞聲不別雌雄長短出於三焦
何部者醫之過也醫門法律

辨脈

脈原

脈者幕也如幕外之人而欲知幕内之事也朱丹溪

營行脉中衛行脉外脉者所以主宰營衛而不可須臾失也從月從永謂此可永歲月也古脉字從血從𠂢所以使氣血各依分派而行經絡也　折一臂贅一目而不夭脈少變則病患隨之可不慎哉醫學入門

脈乃血派氣血之先血之隧道氣息應焉其象法地血之府也心之合也皮之部也資始於腎資生於胃陽中之陰本乎

營衛營者陰血衛者陽氣營行脈中衛行脈外脈不自行隨
氣而至氣動脈應陰陽之義氣如橐籥血如波瀾血脈氣息
上下循環崔紫虛
經絡者脈之道路動見者脈之徵驗乃營氣之精專行於經
隧而攝乎内外者也血與氣異體得脈而同化衛與營各行
得脈而相應故脈之中陰陽統焉然則脈與血氣分之爲三
可合之爲一也謂營氣即脈可也鄒丹源
脈之動非筋動也乃血氣依經而行衛開道路往來不息故
如此動世醫以脈動即筋動大差如伏脈伏於筋之下須以
指推開筋切而得之此亦可以證脈之非筋也汪寅谷

診法

診法常以平旦陰氣未動陽氣未散飲食未進經脉未盛絡脉調匀氣血未亂故乃可診有過之脉　持脉有道虚靜爲保素問

如臨深淵如望浮雲胸中了了指下難明扁鵲

初持脉時令仰其掌掌後高骨是謂關上關前爲陽關後爲陰陽寸陰尺先後推尋崔紫虚

初學切脉覆藥羅晝三部於絹上教者襯以琴絃驗絃以小粟驗滑以刮竹痕驗濇以截葱管驗芤以敗絮驗濡令學者輕重按之消息尋取會意指法久久自真韓飛霞

辨脉

人之形體各有不同則脉之來去因之亦異不可執一說以概病情也身長之人下指宜疏身短之人下指宜密北方之人每見實強南方之人恒多軟弱少壯之脉多大老年之脉多虚醉後之脉常數食後之脉常洪室女尼姑多濡弱嬰兒之脉常七至故經曰形氣相得者生參伍不調者死吴鶴臯

凡察脉須識上下來去至止六字不明此六字則陰陽虚實不別也上者爲陽來者爲陽至者爲陽下者爲陰去者爲陰止者爲陰上者自尺部上於寸口陽生於陰也下者自寸口下於尺部陰生於陽也來者自骨肉之分而出於皮膚之際氣之升也去者自皮膚之際而還於骨肉之分氣之降也應

日至息曰止也　診脉之道須調平自己氣息男左女右先以中指定得關位卻齊下前後二指初輕按以消息之次中按以消息之次重按以消息之然後自寸關至尺逐部尋按一呼一吸脉行四至爲率閏以太息乃爲平脉其有太過不及則爲病脉看在何部即以其部斷之　診脉之際病人臂長則疏下指臂短則密下指三部之内大小浮沉遲數同等尺寸陰陽高下相符男女左右强弱相應四時之脉不相戾命曰平人其或相背皆病脉也　取脉之道理各不同形狀非一夫脉之來必不單至如曰浮而弦浮而數沉而緊沉而細之類將何以别之大抵不出浮沉遲數滑濇之六脉也浮

沉之脈輕手重手而取之遲數之脈以己之呼吸而取之滑濇之脈則察夫往來之形也浮爲陽輕手得之而芤洪散大長濡弦皆是也沉爲陰重手得之而伏石短細牢實皆是也遲者一息二至而緩結微弱皆類也或曰滑類乎數濇類乎遲然脈雖相似而理則殊也蓋遲數以呼吸察其至數滑濇以往來察其形狀數爲熱遲爲寒滑爲血多濇爲血少所謂提綱不出乎六字也　持脈之要有三曰舉曰按曰尋輕手循之曰舉重手取之曰按不輕不重委曲求之曰尋　凡診先以三指齊按所以察其大綱如陰陽表裏上下來去長短溢覆之類是也後以逐指單按所以察其部分每部下指先

定經脈時脈以審胃氣分其表裏寒熱虛實辨其氣分血分陰陽盛衰藏府所屬浮候中候沉候以消息之斷病何部異於衆脈便屬此部有病候其盛衰以決之滑伯仁

診法多端全憑指法捷取蓋人之中指上兩節長無名食指上兩節短參差不齊若按尺排指疏則踰越一寸九分之定位排指密又不及寸關尺之畍分齊截三指斯中指翹出而節節相對節無不轉轉無不活此別左右分表裏推內外悉五層候浮中沉三指法也以中指並齊食指去無名指以中指並齊無名指去食指亦節無不轉此衡寸口權尺中齊上下推下上推上下均前後兩指法也至若左人迎右氣口候

辨脈

十二藏府定位如以右食指切左寸藏心府小腸右中指切
左関藏肝府膽右無名指切左尺藏腎府膀胱如以左食指
切右寸藏肺府大腸左中指切右關藏脾府胃左無名指切
右尺藏命門府三焦此遵古診法惟兩寸不可依此當遵前條經文咸用指端舉按
別藏別府此單指法也雖可三指並齊及其定位專指舉按
固得其真不若獨指之無牽帶別有低昂也第惟食指肉薄
而靈中指則厚無名指更厚且木是必指端稜起如線者名
曰指目以按脉中之脊無論洪大絃革即細小絲微咸有脊
焉如目之視物妍醜畢具故古人稱診脉曰看脉意可想矣
每見惜指甲之脩長用指厚肉分或指節之下以憑診視者

不啻目生頸腋胸脇矣　脉狀多端全憑診法以十則爲提綱而衆目攝焉如舉形體之則以大小爲綱曰肥曰洪曰散曰横曰紘曰草皆大目矣曰弱曰瘦曰細曰微曰縈縈如蛛絲皆小目矣如舉至數之則以遲數爲綱曰急曰疾曰緊曰搏曰躁曰喘曰促曰動曰奔越無倫皆數目矣曰緩曰脫曰少氣曰不前曰止曰歇曰停曰代曰結曰如瀉漆之絶者皆遲目矣如舉往來之則以滑濇爲綱曰利曰營曰啄曰翕曰章曰連珠曰替替然皆滑目矣曰緊曰滯曰行遲曰爲不應指曰參伍不齊曰往來難且散曰如雨淪沙曰如輕刀刮竹皆濇目矣如舉部位之則以長短爲綱曰惵曰高曰涌曰端

辨脉

直曰條達曰上魚爲溢皆長目矣曰抑白卑曰不及指曰入
尺爲覆皆短目矣如舉按之則以浮沉爲綱曰盛曰毛曰泛
曰芤曰如落榆莢曰肉上行曰時一浮曰如水中漂木曰瞥
瞥如羹上肥皆浮目矣曰濳曰堅曰伏曰過曰減曰陷曰獨
沉曰時一沉曰如綿裹砂曰如石投水皆沉目矣盧子由
上古以三部九候決死生是遍求法以人迎寸口趺陽辨吉
凶是扼要法自難經獨取寸口之說行而人迎趺陽不參矣
脉理大綱不外陰陽十種陰陽配偶惟見五端浮沉是脉體
大弱是脉勢滑濇是脉氣動弦是脉形數遲是脉息不得槪
以脉象視之脉有對看法有正看法有反看法有平看法有

變看法有徵底看法如有浮即有沉有大即有弱與滑濇遲數合之於病則浮爲在表沉爲在裏大爲有餘弱爲不足滑爲血多濇爲氣少動爲搏陽弦爲搏陰數爲在府遲爲在藏此對看法也如浮大動數滑脉之有餘者名陽沉濇弱弦遲脉之不足者名陰此正看法也當知其中有陰陽勝復之病機夫陰陽之轉旋也有餘而往不足隨之不足而往有餘從之故其始也爲浮爲大爲數爲動爲滑其繼也反沉反弱反弦反濇反遲此是陽消陰長之機其始也爲沉爲弱爲弦爲濇爲遲其繼也微浮微大微數微動微滑此是陽進陰退之機皆病爲欲愈此反看法也浮而更兼大動滑數之陽脉是

爲純陽必陽盛陰虛之病矣沉而更兼弱濇弦遲之陰脉是
爲重陰必陰盛陽虛之病矣此爲平看法如浮弱浮濇浮弦
浮遲此陽中有陰其人陽虛而陰氣伏於陽中將有亡陽之
變當以扶陽爲急務矣如沉大沉動沉滑沉數此陰中有陽
其人陰虛而陽邪下陷於陰中將有陰竭之患當以存陰爲
深慮矣此爲變看法如五陽之脉體雖不變若始之有力終
之無力而微知陽將絶矣五陰之脉喜變爲陽若忽見五陽
之狀是陰極似陽此反照不長餘燼易滅也是爲徹底看法
更有真陰真陽看法凡陰病見陽者生陽病見陰者死成註
只據傷寒說觀凡字知脉法不專爲傷寒而言陽脉指胃脘

之真陽經謂二十五陽者是也陰病見陽脉是胃氣未傷故主生經言别於陽者知病起時也陰脉指五藏之真陰因胃脘之陽不至於手太陰五藏之真陰來見是脉無胃氣故見陰主死經謂别於陰者知死生之期也要知沉濇弱弦遲是病脉不是死脉其見於陽病最多陽病見浮大動數滑之不休即是死脉陰病見浮大動數滑之脉每見陰極似陽未必即可生之機也若真藏脉至如肝脉之中外急心脉堅而摶肺脉浮而大腎脉如彈石脾脉如距喙皆反見有餘之象豈可以陽名之經曰邪氣來也緊而疾穀氣來也徐而和則又不得以遲數論陰陽矣　柯韻伯

辨脉　　十七

部位

尺內兩傍則季脇也尺外以候腎尺裏以候腹中附上左外以候肝內以候鬲右外以候胃內以候脾上附上右外以候肺內以候胸中左外以候心內以候膻中前以候前後以候後上竟上者胸喉中事也下竟下者少腹腰股膝脛足中事也問素

按本篇內外二字註云內側外側夫曰內外側者必脉形扁闊或有兩條者乃可若謂診者之指側則本篇文義乃舉脉體而言且診者之左外則病之右手也當言候胃不當言候肝矣於義不通觀易卦六爻凡畫卦者自下而上上三爻爲

外卦下三爻爲內卦則其上下內外之義明矣又有以浮取爲外沉取爲內者於義亦通類經

心肝居左脾肺居右腎與命門居兩尺部寸候胸上關候鬲下尺候於臍下至足踝左以候左右以候右病隨所在不病者否崔紫虛

切脉必先凝神如學射者先學不瞬自爲深造庶乎得心應手夫豈一蹴可幾然必下指部位分明盡破紛紜坦然由之無疑乃有豁然貫通之日否則徒以三指一按虛應故事可鄙孰甚且如心與小腸同診肺與大腸同診識者咸共非之不知此可以論病機如心移熱於小腸肺移熱於大腸之類

不可以定部位也小腸當候於右尺以火從火也大腸當候於左尺以金從水也三焦屬火亦候於右尺膀胱屬水亦候於左尺一尺而水火兩分一藏而四府兼屬乃天然不易之至道若二腸濁陰之最乃與心肺同列混地獄於天堂可乎豈有濁氣上干三焦交亂尚可稱爲平人乎余午亭

人迎

帝曰足之陽明何因而動岐伯曰胃氣上注於肺其悍氣上衝頭者循咽上走空竅循眼系入絡腦出顑下客主人循牙車合陽明并下人迎此胃氣別走於陽明者也靈樞

任脉之側開二寸即足陽明胃經也其在頸之穴名曰人迎

夾結喉兩旁一寸半乃腹部第二行次之脉也馬元臺

按人迎氣口之脉本皆經則但人迎為足陽明之脉不可以言於手氣口總手太陰而言不可以分左右如動輸本輸經脉等篇明指人迎為結喉旁胃經動脉蓋上古診法有三一取三部九候以診週身之脉一取太陰陽明以診陰陽之本一取左右氣口以診藏府之氣然則人迎自有其位脉經乃扯人迎於左手而分氣口於右手不知何據而云然愚初惑之及見綱目釋云人迎在結喉兩旁足陽明之脉也又見龐安常論脉曰何謂人迎喉旁取之近見徐東臯曰脉經謂左乎關前一分為人迎誤也若此数君已覺吾之先覺矣類經

辨脉

十四

氣口寸口

帝曰氣口何以獨爲五藏主岐伯曰胃者水穀之海六府之大源也五味入口藏於胃以養五藏氣氣口亦太陰也是以五藏六府之氣味皆出於胃變見於氣口素問

一難曰十二經中皆有動脉獨取寸口以決五藏六府死生吉凶之法何謂也然寸口者脉之大會手太陰之動脉也難經

按寸口氣口脉口之義歷考經文乃統兩手而言非獨指兩寸爲寸口右手爲氣口也肺主諸氣氣之盛衰見於此故曰氣口肺朝百脉脉之大會聚於此故曰脉口脉出太淵其長一寸九分故曰寸口是名雖三而實則手太陰肺經一脉也

王叔和未詳經旨突謂左爲人迎右爲氣口以致後人俱指兩寸爲寸口右關爲氣口而不復知統兩手而言矣（景岳全書）寸關尺輒名心脉肺脉肝脉脾脉腎脉者非也此手太陰肺經之動脉分其部以候他藏之氣耳李時珍曰非五藏六府所居之處也脉行始於肺終於肝而復會於肺肺爲氣所出入之門戶故名曰氣口而爲脉之大會以占一身焉（吴草廬）

三部九候

帝曰何謂三部岐伯曰有上部有中部有下部各有三候三候者有天有地有人也上部天兩額之動脉上部地兩頰之動脉上部人耳前之動脉中部天手太陰也中部地手陽明

辨脉

也中部人手少陰也下部天足厥陰也下部地足少陰也下部人足太陰也故下部之天以候肝地以候腎人以候脾胃之氣帝曰中部之候奈何岐伯曰亦有天亦有地亦有人天以候肺地以候胸中之氣人以候心帝曰上部以何候之岐伯曰亦有天亦有地亦有人天以候頭角之氣地以候口齒之氣人以候耳目之氣素問

脉有三部九候各何所主之然三部者寸關尺也九候者浮中沉也上部法天主胸以上至頭之有疾也中部法人主膈下至臍之有疾也尺爲下部法而應乎地主臍下至足之有疾也難經

又有九候舉按輕重三部浮沉各候五動 崔紫虛

按三部九候內經明指人身上中下之動脈蓋上古診法於人身三部九候之脈各有所候以診諸藏之氣而鍼除邪疾非獨以寸口爲言也如仲景脈法上取寸口下取趺陽是亦此意觀十八難曰三部者寸關尺也九候者浮中沉也乃單以寸口而分三部九候之診後世言脈者皆宗之雖亦診家捷法然非軒岐本旨學者當并詳其義 經類

七診

形肉已脫九候雖調猶死七診雖見九候皆從者不死 素問

七診者獨大獨小獨遲獨疾獨寒獨熱獨陷下也 內經吴註

岸脈

愚按七診之法本出此篇而勿聽子謬謂七診者診宜平旦一也陰氣未動二也陽氣未散三也飲食未進四也經脉未盛五也絡脉調勻六也氣血未亂七也夫此七者焉得皆謂之診後世謬傳失其本原是真可以勿聽矣經類

呼吸至數

人一呼脉再動一吸脉亦再動呼吸定息脉五動閏以太息命曰平人人一呼脉一動一吸脉一動曰少氣人一呼脉三動一吸脉三動而躁尺熱曰病溫尺不熱脉滑曰病風脉濇曰痺人一呼脉四動以上曰死脉絶不至曰死乍疏乍數曰死素問

所謂五十營者五藏皆受氣持其脈口數其至也五十動而不一代者五藏皆受氣四十動一代者一藏無氣三十動一代者二藏無氣二十動一代者三藏無氣十動一代者四藏無氣不滿十動一代者五藏無氣予之短期靈樞

呼出心與肺吸入腎與肝呼吸之間脾受穀味也其脈在中人一呼脈行三寸一吸脈行三寸呼吸定息脈行六寸人一日一夜凡一萬三千五百息脈行五十度周于身漏水下百刻營衛行陽二十五度行陰亦二十五度為一周也

脈來一呼再至一吸再至不大不小曰平一呼三至一吸三至為適得病前大後小即頭痛目眩前小後大即胸滿短氣一

辨脈

呼四至一吸四至病欲甚脉洪大者苦煩滿沉細者腹中痛
滑者傷熱濇者中霧露一呼五至一吸五至其人當困沉細
夜加浮大晝加不大不小雖困可治其有大小者爲難治一
呼六至一吸六至爲死脉也沉細夜死浮大晝死一呼一至
一吸一至名曰損人雖能行猶當着牀所以然者氣血皆不
足故也再呼一至再吸一至名曰無魂無魂者當死也人雖
能行名曰行尸　脉有損至何謂也然至之脉一呼再至曰
平三至曰離經四至曰奪精五至曰死六至曰命絕此至之
脉也何謂損一呼一至曰離經二呼一至曰奪精三呼一至
曰死四呼一至曰命絕此損之脉也難經

按代脈之義自仲景叔和俱云動而中止不能自還因而復動脈代者死又曰脈五來一止不復增減者死經名曰代故王太僕之釋代脈亦云動而中止不能自還也自後滑伯仁因而述之故後世以結促代並言均目之為止脈豈足以盡其義哉夫緩而一止為結數而一止為促其至則或三或五或七八至不等然皆至數分明起止有力至於代脈之辨則有不同如宣明五氣篇曰脾脈代邪氣藏府病形篇曰黃者其脈代皆言藏氣之常候非謂代為止也又平人氣象論曰長夏胃微耎弱曰平但代無胃曰死者乃言胃氣去而真藏見者死亦非謂代為止也由此觀之則代本不一如五十動

辨脈

而不十代者乃至數之代即本篇所云者是也若脉本平匀而忽强忽弱者乃形體之代即平大氣象論所云者是也又若脾主四季而隨時更代者乃氣候之代即宣明五氣等篇所云者是也凡脉無定候更變不常則均謂之代但當各因其變而察其情設不明此非惟失經旨之大義即於脉象之吉凶皆茫然莫知所辨矣烏足以言診哉經類

神力

診脉以有力無力三者爲分辨人皆知之至於有力中求無力無力中求有力非上智莫能察也有力中求無力則無力者乃其真元虛弱而有者火搏之則然非本體之實也無

力中求有力則有力者乃其真元稟厚而無力者乃胃氣暫失所養則脉非本體之虛也此所謂因其形似而求之真偽者也余山傳

脉有有力而無神者亦有無力而有神者蓋有神無神非即以有力無力論也如以有力即爲有神無力即爲無神則凡脉之强勁勒指者可爲有神而許以生乎脉之和緩耎弱者可爲無神而斷以死乎蓋有餘之證脉須有力而有力之中又貴有神不足之證脉宜無力而無力之中全在有神數語爲診家之扼要也已任編

求脉之道當以有力無力辨陰陽有神無神察虛實和緩者

辨脉

十九

乃元氣之來強峻者乃邪氣之至　病自陽分傳入三陰者
俱是脉沉妙在指下有力無力中分有力者爲陽爲實爲熱
無力者爲陰爲虛爲寒景岳全書

脉之不病其神不言當自有也脉既病當求其神之有無如
六數七極熱也脉中有力即有神也三遲二敗寒也脉中有
力即有神也熱而有神當泄其熱則神在焉寒而有神當去
其寒則神在矣若寒熱之脉無力無神將何恃而泄熱去寒
乎將不如此而遽泄去之神將何依經曰脉者血氣之先又
云血氣者人之神可不察其有無乎王好古

胃氣

脉弱以滑是有胃氣命曰易治　平人之常氣稟於胃胃者平人之常氣也人無胃氣曰逆逆者死　春胃微弦曰平弦多胃少曰肝病但弦無胃曰死胃而有毛曰秋病毛甚曰今病　夏胃微鉤曰平鉤多胃少曰心病但鉤無胃曰死胃而有石曰冬病石甚曰今病　長夏胃微耎弱曰平弱多胃少曰脾病但代無胃曰死耎弱有石曰冬病弱甚曰今病　秋胃微毛曰平毛多胃少曰肺病但毛無胃曰死毛而有弦曰春病弦甚曰今病　冬胃微石曰平石多胃少曰腎病但石無胃曰死石而有鉤曰夏病鉤甚曰今病　素問

博約

辨脉

凡脈博之則二十七種約之則浮沉遲數滑濇細大爲八要又約之則爲浮沉遲數又至約則爲浮中沉是知浮沉遲數四脈眞千古要訣也醫學入門

六經脈體

厥陰之至其脈弦少陰之至其脈鉤太陰之至其脈沉少陽之至大而浮陽明之至短而濇太陽之至大而長素問

經言少陽之至乍大乍小乍短乍長陽明之至浮大而短太陽之至洪大而長太陰之至緊大而長少陰之至緊細而微厥陰之至沉短而敦難經

時脈

春日浮如魚之遊在波夏日膚泛泛乎萬物有餘秋日下膚蟄蟲將去冬日在骨蟄蟲周密君子居室　春應中規夏應中矩秋應中衡冬應中權　脉從四時謂之可治脉逆四時爲不可治春得肺脉夏得腎脉秋得心脉冬得脾脉其至皆懸絶沉濇命曰逆四時也素問

經言春脉弦夏脉鉤秋脉毛冬脉石是王脉耶將病脉也然弦鉤毛石者四時之脉也春脉弦者肝東方木也萬物始生未有枝葉故其脉之來濡弱而長故曰弦夏脉鉤者心南方火也萬物之所茂垂枝布葉皆下曲如鉤故其脉之來疾去遲故曰鉤秋脉毛者肺西方金也萬物之所終草木華葉皆

辨脉

秋而落其枝獨在若毫毛也故其脉之來輕虚以浮故曰毛冬脉石者腎北方水也萬物之所藏也盛冬之時水凝如石故其脉之來沉濡而滑故曰石此四時之脉也難經

診脉須要先識時脉胃脉與藏府平脉然後及於病脉滑伯仁

時脉者謂春三月俱帶弦夏三月俱帶洪秋三月俱帶浮冬三月俱帶沉藏脉平胃脉又應四時乃無病也反此病矣太過病在外是外感邪氣也不及病在中是内傷正氣也張錫

按前後諸篇皆以春弦夏鉤秋毛冬石分四季所屬者欲在明時令之脉不得不然也撰脉之迭見有隨時者有不隨時者有不隨時春故或春而見鉤便是夏脉春而見毛便是秋脉春而見石

便是冬脈因變知病圓活在大故有二十五變之妙若謂春必弦夏必鈎殊失胃氣之精義矣類經

平素脈體

凡人之脈有生而洪大者有生而弱小者問其平素洪大而今忽弱小者此元氣之奪也問其平素弱小而今忽洪大者此邪氣之旺也是究其素而知其真一治之可中的矣若不問其平素但見其脈洪大者遂斷爲有餘治以攻擊則元氣隨損而羸敗之患生焉但見其脈弱小者遂斷爲不足治以溫補則邪火隨旺而骨蒸之患生焉是皆診者但窺其淺而不究其素病者欲試其術而不告以素由是治法倒施變生

辨脈

不測醫者損德病者損身皆由不問其素之故也　許松徑

素脉洪大偶有小恙醫診之認爲傷寒欲爲發表徑曰予脉

洪大自幼已然醫知其素遂免誤又有汪氏婦體肥而脉沉

細按至骨稍見些微有疾醫診之駭曰此氣血兩虚陽將絶

矣遂用十全大補即發煩躁已而發狂予知其藥誤投以三

黄石膏湯救甦　余午亭

脉色參合

帝曰有故病五藏發動因傷脉色各何以知其久暴至之病

乎岐伯曰徵其脉小色不奪者新病也徵其脉不奪其色奪

者此久病也徵其脉與五色俱奪者此久病也徵其脉與五

色俱不奪者新病也　能合脈色可以萬全（素問）

色青者其脈弦赤者其脈鈎黄者其脈代白者其脈毛黒者其脈石見其色而不得其脈反得相勝之脈則死矣得其相生之脈則病已矣（靈樞）

脈證合與不合

形盛脈細少氣不足以息者危形瘦脈大胸中多氣者死形氣相得者生參伍不調者病　脈從陰陽病易已脈逆陰陽病難已　病熱脈靜泄而脈大脫血而脈實病在中脈實堅病在外脈不實堅者皆難治（素問）

何謂證與脈合與脈不合有外感之證脈有内傷之證脈外

辨脈

感者蒸蒸發熱其脉必洪大浮数是證與脉合也如發熱而脉不洪大浮数是證與脉不合也傳曰陽證得陰脉者死然不可便斷爲死此或是火過也或胃陰不能充拓也或腎水不能化其營血也火過者逍遥散加生地薄荷以發之或加丹梔屈曲下行以通之胃陰不能充拓者左歸飲去茯苓加歸芍合生脉以滋之腎水不能化其營血者六味左歸以補之如内傷而外不發熱其脉當静而反浮躁洪大而数是證與脉不合也傳曰陰證得陽脉者生然亦不可便許爲生此或是陰亡也或陽明有食與火也或腎虚不能納氣也或過服烏附而下焦津液枯竭也又有一種重按有力從肌肉滲

開脈與肌肉無界限此乃孚洪豁大總是陰亡之象也如陰亡分先後天以救其陰已任

凡治病有舍證從脈者有舍脈從證者蓋證有真假脈亦有真假如外雖煩熱而脈見微弱者必火虛也腹雖脹滿而脈見微弱者必胃虛也虛火虛脹其堪攻乎此宜從脈之虛不從證之實也有本無煩熱而脈見洪數者非火邪也本無脹滯而脈見弦強者非內實也無熱無脹其堪瀉乎此宜從證之虛不從脈之實也大凡脈證不合者中必有奸必先察其虛以求根本庶乎無誤景岳全書

脈證相合者易知相左者難知脈明然後辨證證真然後施

辨脈　二四

藥要在虛心細察不可執已見而以藥嘗試也瘟疫暑熱全書

脉有可憑不可憑

生死於人大矣而能於兩手方寸之地微末之動即能決其生死何其近於誣也然古人往往百不失一者何哉其要則以胃氣爲本靈樞云穀入於胃乃傳之肺五藏六府皆以受氣寸口屬肺爲百脉之所會故其來也有生氣以行乎其間融和調暢得中土之精英此爲有胃氣得者生失者死此其大較也其次則推天運之順逆人與天氣相應如春屬木脉宜弦夏屬火脉宜洪之類反是則與天氣不應又其次則審藏氣之生尅如脾病畏弦木尅土也肺病畏洪火尅金也反

是則與藏氣無害又其次則辨病脉之從違病之與脉各有宜與不宜如脫血之後脉宜靜細而反洪大則氣亦外脫矣寒熱之證脉宜洪數而反細弱則真元將陷矣至於真藏之脉乃因胃氣已絕不營五藏所以何藏有病則何藏之脉獨見凡此皆經書言之詳盡學者苟潛心玩索洞然易曉此其可決者也至云診脉即可以知何病又云人之死生無不先知則又非也蓋脉之變遷無定或有卒中之邪未即通於經絡而脉一時未變者或病輕而不能見於脉者或有沉痼之疾又而與氣血相併一時難辨其輕重者或有病之傳變無常不可執一時之脉而定其是非者況病之名有萬而脉之

象不過數十種何能診脉而即知其何病此皆推測偶中以欺人也若夫真藏之脉有臨死而終不見者則何以決之是必以望聞問三者合而參之亦可不失矣故以脉爲可憑而亦有時不足憑以脉爲不可憑而又鑿鑿乎可憑總在醫者熟通經學深思自得則無所不驗矣若世俗無稽之說皆不足信也

諸脉條辨　胎徐靈

浮脉只輕手便得非必中沉俱無若崔氏云有表無裏有上無下則脫然無根混於散脉矣非浮脉之真面目也　洪脉只是根脚闊大卻非堅硬若使大而堅硬則爲實脉而非洪脉

矣經曰大則病進謂其氣方張也又曰形瘦脉大多氣者死謂形與脉不合也　虛之異於散者虛脉按之雖虛猶可見也散脉按之絕無不可見也虛之異於芤者虛則愈按而愈虛芤則重按而仍見也　散有二義一自有漸無之象一散亂不整之象比如揚花散漫或至數不齊或多寡不匀爲危殆之候若心脉浮大而散肺脉短濇而散皆平脉也虛散則病脉矣腎脉虛散腎敗之徵脾脉代散土絕之候若二脉交見尤爲必死之符　營行脉中脉以血爲形芤脉中空脫血之象也僞訣云寸芤積血在胸中關裏逢芤腸胃癰是以芤爲畜血積聚之實脉非失血虛家之空脉矣且云兩頭有以

辨脉

二十六

頭字换脉經之邉字便相去千里矣　濡脉之浮耎與虚脉相類但虚脉形大而濡脉形小也濡脉之細小與弱脉相類但弱在沉分而濡在浮分也僞訣云按之似有舉還無是弱脉而非濡脉矣濡脉之無根與散脉相類但散脉從浮大而漸至於沉絶濡脉從浮小而漸至於不見也從大而至無者全凶之象從小而至無者凶吉相半也在久病老年之人見之尚未至於必絶若平人少壯暴病見之名爲無根去死不遠矣　微之爲言無也其象極細極耎仲景曰縈縈如蛛絲狀其細而難見也瞥瞥如羹上肥狀其耎而無力也輕取如無故曰陽氣衰重按欲絶故曰陰氣竭久病得之多不可救

謂正氣將次滅絶也卒病得之猶或可生謂邪氣不至深重也　向以卒脉即牢脉非也蓋卒浮而牢沉卒虛而牢實形與證皆異也叔和云三部脉卒久病得之死卒病得之生甲乙經曰渾渾卒至如涌泉病進而色弊綿綿其去如弦絶者死言急如涌泉則浮取之不止於弦大而且數且搏且滑矣曰弦絶不止於豁然而且無根蒂矣　腎之爲藏配坎應冬萬物蟄藏陽氣下陷故其脉主沉陰而居裏若誤與之汗則如蟄蟲出而見霜若誤與之下則如飛蛾入而見湯　伏脉主病在沉陰之分隱深之處非輕淺之劑所得破其藩垣也傷寒以一手脉伏爲單伏兩手脉伏爲雙伏不可以陽證見

辨脉

陰脈爲例火邪内欝不得發越乃陽極似陰故脈伏者必得大汗而解如久旱將雨必先六合陰晦一回雨後庶物咸蘇也又有陰證傷寒先有伏陰在内而外復感寒邪陰盛陽衰四肢厥逆六脈沉伏須投薑附及灸関元陽始回而脈始出矣若太谿衝陽皆無脈者必死無疑

樹以根深爲牢蓋深入於下者也監獄以禁固爲牢蓋深藏於内者也仲景云寒則牢固又有堅固之義也沈氏曰似沉似伏牢之位也實大弦長牢之體也牢脈主病以其在沉分也故悉屬陰寒以其形盈實也故咸爲堅積若失血亡精之人内虛當得革脈若反得牢脈是脈與證反可卜死期矣

實爲邪氣盛滿堅勁

有餘之象既大矣而且長且堅又且三候皆然則諸陽之象莫不畢備故但主實熱不定虛寒緊與實雖相似而實相懸緊者熱爲寒束故其象繃急而不寬舒實者邪爲火迫故其象堅滿而不和柔　素問云脉弱以滑是有胃氣脉弱以濇是爲久病蓋弱堪重按陰猶未絶若兼濇象則氣血交敗生理滅絶矣　微脉模糊而難見細脉則顯而易見故細比於微稍稍較大也細爲血少氣衰故吐利失血得沉細者生憂勞過度之人脉亦多細爲自戕其血氣也大抵細脉微脉俱爲陽氣衰殘之候非行温補何以復其散失之元乎　陰性多滯故陰寒之證脉必見遲與緩脉絶不相類蓋緩以形之

辨脉

十八

寬縱得名遲以至數之不及爲義緩脉四至寬緩和平遲脉三至遲滯不前二脉迥別　濇脉往來遲難有類乎止而實非止也有類乎散而實非散也須知浮而極細極耎似有若無爲微脉浮而且細且耎爲濡脉沉而且細且耎爲弱脉三脉皆有似于濇而實有分別　古人譬諸徐行而怠偶羈一步可爲結脉傳神大凡熱則流行寒則凝結如冬冷則冰堅理勢然也人惟少火衰弱中氣虛寒失其乾健之運則氣血痰食互相糾纏運行之機不利故脉應之而成結也　結促之止止無常數代脉之止止有常數結促之止一止即來代脉之止良久方至内經以代脉之見爲藏氣衰微脾經脱絶

之候惟傷寒心悸懷胎三月或七情太過跌打重傷及風家痛家俱不忌代脈若無病而羸瘦脈代者危候也久病脈代萬難回春又云少得代脈者死老得代脈者生自當通變

緩脈以寬舒和緩爲義與緊脈相反若陽寸陰尺上下同等浮大而耎無有偏勝爲緩而和勻此真胃氣脈也上爲胃氣之母中氣調和則百病不生一切脈中皆須挾緩謂之胃氣非病脈也兼乎浮遲虛濡細濇之形者爲病不足爲風爲表虛也　數之爲義躁急而不能中和也火性急速故陽盛之證脈來必數肺部見之爲金家賊脈秋月逢之爲尅令凶徵

辨脈

滑之爲言往來流利而不滯濇也蓋脈者血之府也血枯

則脉濇血盛則脉滑　緊者細急而兼絞轉之象熱則筋縱寒則筋急此惟熱鬱於内而寒束於外故緊急絞轉之象見焉合觀内經之左右彈仲景之如轉索丹溪之如紉線叔和之如切繩可見緊之爲義不獨縱有挺急抑且横有轉側也緊脉之挺急與弦相類但比之於弦有更加挺勁之異與轉如繩索之殊也　促脉之故得於藏氣乖違者十之六七得於真元衰憊者十之二三或因氣滯或因血凝或因痰停或因食壅或外因六氣内因七情皆能阻其運行之機而爲促也如止數漸稀則病瘥止數漸增則病劇　動脉兩頭俯中間起極與短脉相似但短脉爲陰不數不硬不滑也動脉爲

陽且數且硬且滑也　疾一名極總是急速之形數之甚者也惟傷寒熱極方見此脉非他疾所恒有也若勞瘵虛憊之人見之則陰髓下竭陽光上亢有日無月短期近矣　弦如琴絃之挺直而略帶長也經曰少陽之氣溫和輭弱故脉爲弦其氣來而實強爲太過病在外其氣不實而微爲不及病在中又肝脉來濡弱迢迢如循長竿末梢曰肝平若過實則肝病急勁則肝死弦脉與長脉皆主春令但弦爲初春之象陽中之陰天氣猶寒故如琴絃之端直而挺然稍帶一分之緊急也長爲暮春之象純屬於陽絶無寒意故如木榦之迢直以長純乎發生之氣象也　長脉之應與弦脉略同但弦

辨脉　三十

之木爲萬物之始生此主春生之正令天地之氣至此發舒故脉象應之爲長也經云長則氣治李月池曰心脉長者神強氣旺腎脉長者蒂固根深皆言平脉也然惟長而和緩乃合春生之氣爲健旺之徵若長而硬滿即屬火亢之形而爲疾病之應也　短反乎長彼應春此應秋彼屬肝此屬肺肺主氣氣屬陽宜乎充沛短脉獨見氣衰之兆素問曰肺之平脉厭厭聶聶如落榆莢則短中自有和緩之象氣仍治也若短而沉且澀則氣病矣　大抵長短二脉爲有餘不及之象長類於弦而盛於弦爲有餘短類於動而衰於動爲不及弦脉帶急而長脉帶緩動脉形滑而且數短脉形澀而必遲誠

能細心較量錙銖不爽者也（脈理合參）

變通

浮爲在表沉爲在裏此古今相傳之法也然沉脈亦有表證此陰實陽虛寒勝者然也浮脈亦有裏證此陽實陰虛水虧者然也故凡欲察表邪者不宜單據浮沉當以緊數爲別浮雖屬表凡陰虛血少中氣虧損者脈必浮而無力是浮不可以概言表沉雖屬裏凡表邪初感之深者寒束皮毛脈不能達亦必沉緊是沉不可以概言裏數雖爲熱而真熱者脈未必數凡虛損之證陰陽俱困氣血張皇虛甚者數必甚是數不可以概言熱遲雖爲寒凡傷寒初退餘熱未清脈多遲

辨脈　　　　非

滑是遲不可以概言寒弦強類實而眞陰胃氣大虧及陰陽関格等證脉必豁大而弦勁是強不可以概言實微細類虛凡痛極氣閉營衛壅滯不通者脉必伏匿是伏不可以概言虛

数脉有陰有陽今世相傳皆以数爲熱脉其說謬誤余歷見内熱伏火等證脉反不数而惟洪滑有力数脉之辨有七一外邪有数脉凡寒邪外感脉必緊数然初感便数者原未傳經熱自何來或傳經日久数而滑實方可言熱若数而無力者仍是陰證此外感之数不可盡以爲熱也 一虛損有数脉陽虛之数者必数而無力或兼細小陰虛之数者必数而弦滑雖有煩熱諸證愼用寒涼若以虛数作熱数無不

敗矣　一瘧疾有數脉凡瘧作脉必緊數瘧止脉必和緩豈
作節有火而止則無火乎且火在人身無則無矣有則無止
時也能作能止者惟寒邪之進退耳真火真熱則不然此瘧
之數固不可盡以爲熱　一痢疾有數脉凡痢疾之作多由
寒溼内傷久則脾腎俱虧所以脉數但兼弦濇細弱者總皆
虛數非熱數也其有形證多火年力強壯脉見洪滑數實者
方可以熱數論治　一灕瀉有數脉然灕瀉之發有陰有陽
亦不得盡以脉數者爲熱證　一痘疹有數脉以邪毒未達
也此當以虛實分陰陽亦不得以數爲熱脉　一癥癖有數
脉以積滯不行脉必見數若積久成疳陽明壅滯而致口臭

牙疳發熱等證者乃宜清胃清火如無火證而脉見細數者亦不得認以爲熱　一胎孕有數脉以衝任氣阻所以脉數本非火也此當以蒻強分寒熱不可因其脉數而執以黄芩爲聖藥　伏脉雖與沉微細脱者相類而實有不同也蓋脉之伏者以其本有如無而一時隱蔽不見耳此有胸腹痛劇而伏者有氣逆於經脉道不通而伏者有偶因氣脱不相接續而伏者然此必暴病暴逆者乃有之調其氣而脉自復矣此外有積因延綿脉本細微而漸至隱伏者此残燼將絶之兆安得尚有所伏常見庸醫診此無論久暫虚實動稱伏脉破氣導痰猶然任意此恐其就道稽遲復行催牒耳　脉大

者爲病進大則邪氣勝而病日甚也脈緩者爲病退緩則胃氣至而病將愈也此固其然也然亦有宜大不宜大者如脈體本大再加洪數此病進也如脈體本小因服藥後漸見滑大有力者此自陰轉陽欲得汗解乃爲吉兆 景岳全書

久病無脈氣絶者死暴病無脈氣鬱可治傷寒癰風痰積經閉憂驚折傷關格吐利氣運不應斯皆勿慮 張路玉

人但知洪數爲實熱而不知六脈俱洪數有力則爲實熱是也若洪數只見於寸則上熱中虛下寒矣大而數者陽越於外也細而數者陰竭於內也皆屬虛證 馮氏錦囊

足脈

辨脈

手脈難明須察足脈經曰治病必求於本本之爲言根也源也先天之本在腎太谿一穴在足内踝後五分跟骨上動脈陷中此足少陰所注爲腧之地也後天之本在脾衝陽一穴在足趺上五寸高骨間動脈去陷谷二寸此足陽明所過爲原之地也診太谿以察腎氣之盛衰診衝陽以審胃氣之有無兩脈既在他脈可勿問也婦人則又獨重太衝者太衝應肝在足指本節後二寸陷中蓋肝者東方木也生物之始婦人主血肝爲血海此脈不衰則生生之機猶可望也脈訣彙辨

真藏脈

真肝脈至中外急如循刀刃責責然如按琴瑟弦色青白不

澤毛折乃死　真心脉至堅而搏如循薏苡子累累然色赤
黑不澤毛折乃死　真肺脉至大而虛如以毛羽中人膚色
白赤不澤毛折乃死　真腎脉至搏而絕如指彈石辟辟然
色黑黃不澤毛折乃死　真脾脉至弱而乍數乍疏色黃青
不澤毛折乃死　帝曰見真藏曰死何也岐伯曰五藏者皆
稟氣於胃胃者五藏之本也藏氣者不能自致於手太陰必
因於胃氣乃至於手太陰也故邪氣勝者精氣衰也故病甚
者胃氣不能與之俱至於手太陰故真藏之氣獨見獨見者
病勝藏也故曰死　凡持真藏之脉者肝至懸絕急十八日
死心至懸絕九日死肺至懸絕十二日死腎至懸絕七日死

辨脉　三下句

脾至懸絕四日死、　脉至浮合浮合如數一息十至以上是經氣予不足也微見九十日死　脉至如火薪然是心精之予奪也草乾而死　脉至如散葉是肝氣予虛也木葉落而死、　脉至如省客省客者脉塞而鼓懸去是腎氣予不足也棗華而死　脉至如丸泥是胃精予不足也榆莢落而死

脉至如横格是膽氣予不足也禾熟而死、　脉至如弦縷是胞精予不足也病善言下霜而死不言可治　脉至如交漆交漆者左右傍至也微見三十日死　脉至如涌泉浮鼓肌中太陽氣予不足也少氣味韭英而死　脉至如頹土之狀按之不得是肌氣予不足也五色先見黑白壘發死　脉至

如懸雍懸雍者浮揣無力切之益大是十二俞之予不足也水凝而死　脉至如偃刀偃刀者浮之小急按之堅大急五藏菀熟寒熱獨并於腎也如此其人不得坐立春而死　脉至如丸滑不直手不直手者按之不可得也是大腸氣予不足也棗葉生而死　脉至如華者令人善恐不欲坐卧行立常聽是小腸氣予不足也季秋而死素問

十怪脉一曰釜沸二曰魚翔三曰彈石四曰解索五曰屋漏六曰鰕遊七曰雀啄八曰偃刀九曰轉豆十曰麻促得效方

太素脉

世人有以太素脉而言人貴賤窮通者此妄之甚也予嘗考

辨脉

其義矣夫太者始也初也如太極太乙之太素者質也本也
如繪事後素之素此蓋言始初本質之脉也此果何脉耶則
必指元氣而言也東垣曰元氣者胃氣之別名胃氣之脉蔡
西山所謂不長不短不疏不數不大不小應手中和意思欣
欣難以名狀者是也無病之人皆得此脉以此脉而察人之
有病無病則可以此脉而察人之富貴貧賤則不可何也胃
氣之脉難以形容莫能名狀將何以爲貴賤窮通之診乎竊
觀其書雖名太素而其中論述略無一言及於太素之義所
作歌括率多俚語原其初意不過託此以爲徼利之媒後世
不察遂相傳習莫有能辨其非者又或爲之語曰太素云者

指貴賤窮通稟於有生之初而言也然脉可以察而知之非謂脉名太素也予曰固也然則太素之所診者必不出於二十四脉之外矣夫二十四脉皆主病言一脉見則主一病貧賤富貴何從而察之哉假如浮脉其診爲風使太素家診之將言其爲風耶抑言其爲貴賤窮通耶二者不可得兼若言其爲風則其所知亦不過病也若遺其病而言其爲貴賤窮通則是近而病諸身者尚不能知則遠而違諸身者必不能知之也蓋貴賤窮通身外之事與身中之血氣了不相干安得以脉而知之乎況脉之變見無常而天之寒暑不一故四時各異其脉必不能久而不變是以今日診得是脉明日診

辨脉　三八

之而或非，春間診得是脉，至夏按之而或否。彼太素者以片
時之尋按而斷一生之休咎，殆必無是理。然縱使億則屢中，
亦是捕風捉影，彷彿形容，安有一定之見哉。噫！以脉察病，尚
不知病之的，而猶待乎望聞問，况能知其他乎？且脉肇於岐
黄，演於秦越，而詳於叔和，遍考素難脉經，並無一字言及此
者，非隱之也，殆必有不可誣者耳。巢氏曰：太素者善於相法，
特假太素以神其術耳。誠哉言也！足以破天下後世之惑矣。
雖然，人禀天地之氣以生，不能無清濁純駁之殊，禀之清者
血氣清而脉來亦清，清則脉來圓淨，至數分明，吾診乎此，但
知其主富貴而已，若曰何年登科，何年陞授，何年招財，何時

得子吾皆不得而知矣稟之濁者血氣濁而脉來亦濁濁則
脉形不清至數混亂吾診乎此但知其主貧賤而已若曰某
時招悔某時破財某時損妻某時剋子吾亦莫得而知矣又
有形濁而脉清者此謂濁中之清質清而脉濁者此謂清中
之濁又有形不甚清脉不甚濁但浮沉各得其位大小不失
其等亦主平穩而無大得喪也是則吾之所謂知人者一本
於理而已矣豈敢妄爲之説以欺人哉汪石山

猝脉

醫述卷十三

女科原旨目

月經

求嗣

帶下

崩漏

胎前

墮胎半産

臨産

産後

脩改女科準繩

尊生集女科

清隆裡目

雜病

以薛氏女科撮要

汪樸齋產科心法

吳本立女科切要

沈堯封女科輯要

蕭賡六女科經綸

產育奇書

小蓬萊閣產育女科

醫述卷十三 女科原一

新安杏軒程文囿觀泉輯　小門人汪有容德新
葉光煦涵春　校

月經

經義

天地溫和則經水安靜，天寒地凍則經水凝泣，天暑地熱則經水沸溢，卒風暴起則經水波湧而隴起。失邪之入于脈也，寒則血凝泣，暑則氣淖澤，虛邪因而入客，亦如經水之得風也。〇月事不來者，胞脈閉也。胞脈者，屬心而絡于胞中，今氣上迫肺心氣不得下通故月事不來也（素問）衝脈起于胞中出于氣街前行于胸後行于背上出頏顙滲灌諸陽下入于足注諸絡為十二經脈之海其出入皆少陰經以行故為血海（靈樞）

總論

凡看婦人病入門先問經期（寇宗奭）

衝為血海諸經朝會男子則運而行之女子則停而止之運行者無積而不滿動也停止者有積而能滿靜也不滿者陽也氣也能滿者陰也血也故滿者以時而溢謂之信男子以氣運故陽氣應日而舉女子以血滿故陰血應月而下（馮氏錦囊）

任者妊也屬陰脈之海此人生養之始也督者都也屬陽脈之海是人陽脈之都綱也任脈主任一身之陰血太衝屬陽明爲血之海故穀氣盛則血海滿而月事以時下也程扶生飲食五味養髓骨肉血肌膚毛髮男子爲陽陽中有陰陰數八故一八而陽精升二八而陽精溢女子爲陰陰中有陽陽數七故一七而陰血升二七而陰血溢皆飲食五味之實秀也○女人天癸既至踰十年無男子合則不調未踰十年思男子合亦不調不調則舊血不出新血誤行或漬而入骨或變而爲腫後雖合而難子合多則瀝枯虛人產乳衆則血枯殺人觀其精血思過半矣○雌鳥牝獸無天癸而成胎者鳥

歟精血注來尾閭也褚氏遺書

經云女子二七天癸至天癸者陰精也腎屬水癸亦屬水由先天之氣畜極而生故謂陰精爲天癸王冰以月事爲天癸者非也男女之精皆可以天癸稱今王註以女子之天癸爲血則男子之天癸亦爲血耶男女當交媾之時各有其精而行經之際方有其血未聞交媾時可以血言也至云精開裹血血開裹精者亦非靈樞云兩神相搏合而成形常先身生是謂精者是也但女子之精以二七而至而其月事亦與此時同其候也馬元臺

婦人之於血也經水畜而爲胞胎則畜者自畜生者自生及

其産育爲惡露則去者自去生者自生其醖而爲乳則無復下漏而爲月矣失血爲妄逆産乳爲常事其去其生則一同也滑伯仁

女人之經一月一行其常也或先或後或通或塞其病也有行期只吐血衄血或眼耳出血者是謂倒經有三月一行者是謂居經有一年一行者是謂避年有一生不行而受胎者是謂暗經有受胎之後月月行經而産子者是謂胎盛有受胎數月血忽大下而胎不隕者是謂漏胎此雖以氣血有餘不足而言然亦異常矣李時珍

經水者陰血也陰必從陽故其色紅稟火色也血爲氣之配

氣熱則熱氣寒則寒氣升則升氣降則降氣凝則凝氣滯則
滯氣清則清氣濁則濁成塊者氣之凝也將行而痛者氣之
滯也來後作痛者氣血俱虛也色淡者亦虛也錯經妄行者
氣之亂也紫者氣之熱也黑者熱之甚也人但見其紫黑作
痛成塊者率指為風冷而投溫熱之劑禍不旋踵矣或曰黑
北方水色也非冷而何予曰經云亢則害承乃制熱甚者必
兼水化所以熱則紫甚則黑也格致餘論
婦人經病有月候不調者有月候不通者然不調不通中有
兼疼痛者有兼發熱者此分而為四也細詳之不調中有趲
前者有退後者趲前為熱退後為虛也不通中有血枯者有

血滯者血滯宜破血枯宜補也疼痛中有常時作痛者有經前經後作痛者常時與經前爲血積經後爲血虛也發熱中有常時發熱者有經行發熱者常時爲血虛有積經行爲血虛有熱也是四者之中又分爲八矣人之氣血周流忽有憂思忿怒則鬱結不行經前產後忽遇飲冷形寒則惡露不淨此經候不調不通作痛發熱所由作也大抵氣行則血行氣止則血止故治血病以行氣爲先熱則流通寒則凝塞故治血病以熱藥爲佐方約之

婦人之病當以經血爲先而血之所主在古方書皆言心生血肝藏血脾統血故凡傷心傷脾傷肝者均能爲經脈之病

又曰腎爲陰中之陰腎主閉藏肝爲陰中之陽肝主疏泄二藏俱有相火其系上屬於心故心火一動則相火翕然從之多致血不靜而妄行此固一説然相火動而妄行者有之由火之盛也若中氣脱陷及門戶不固而妄行者亦有之此由脾腎之虛不得盡言爲火也再如氣道逆而不行者有之由肝之滯也若精血敗而不行者亦有之此由眞陰之枯竭不得誤以爲滯也是固心脾肝腎四臟之病而獨於肺臟多不言及不知血之行與不行無不由於氣故血脱者當益氣血滯者當調氣氣主於肺其義可知蓋其病之肇端則或由思慮或由鬱怒或以積勞或以六淫飲食多起於心肝肺脾四

臟及其甚也則四臟相移必歸脾腎益陽分日虧則飲食日減而脾氣胃氣竭矣陰分日虧則精血日涸而衝任腎氣竭矣故予曰陽邪之至害必歸陰五臟之傷窮必及腎此源流之必然即治病之要着張景岳

調經莫先於去病若潮熱則血愈耗嘔吐則氣上行瀉則津傷於後痛則積結於中若血滯漬入骨髓便爲骨蒸積瘀與新血相搏則爲疼痛散於四肢則麻木不仁入於血室則寒熱不定若血水相併脾胃虛弱壅滯不通變爲水腫李梴

脾氣化液而生血即水入于經其血乃生之意此營出中焦也故曰生化之源脾統血者脾氣化液入心而變爲血故雖

心之所主亦賴脾氣化生此婦人經血不調必審脾氣化生之源而健脾為調經之要也武叔卿

或問論調經以滋水為主不須補血何也曰天者天一之真癸者壬癸之水月者水之精以一月而盈盈則昃女人經水以時而下故有子不以時下或過期或不及皆為病所以必須調經調經必須滋水為主又問曰同一紅色非血而何曰人若有孕則此水即以養胎而不月矣生子則此水即化為乳亦不月矣乳之色白也何謂血乎論其至則血亦水也從乎火化而色赤乳亦水也從乎氣化而色白況至七七而天癸絕其所絕者天癸水也其流行之血不見其枯涸而仍行

于經脈皮膚間也故不須四物補血必以六味滋水滋水可兼補血補血兼不得滋水何也蓋血乃後天飲食入胃游溢精氣而成者經水乃衝任所主人身中有奇經八脈衝任者奇經之二爲經脈之海上爲乳汁下爲月水女人獨禀此水以爲生生之原與男子二八之精同禀俱從天一之源而來衝任起于胞中男子藏精女子系胞其間又恃一點命門之火爲之主宰火旺則紅火衰則淡火太旺則紫火大衰則白所以滋水更當養火甚則乾涸不通者雖曰火盛實由水虛亦不宜以苦寒降火只宜補水從天一之源以養之使滿則溢萬無有毒藥可通之理此調經之法類如此趙養葵

婦人屬陰以血爲本而有乳哺月經之耗是以血病者多夫月經者津液血脉所成苟營衛調和經候自然應期苟氣血一忤則或先或後多寡不匀或閉絶不行而百病生必須分因而治如眞水虧敗陽火内熾血海枯竭經絶不通者宜補養陰血則經自行如寒客胞門子戶血泣不通爲癥瘕之候者宜散寒逐瘀則經自行矣但血乃氣之配其升降寒熱虚實一從乎氣是以氣熱則血熱而色紫氣寒則血寒而色凝氣升則血逆而上出氣陷則血隨而下崩此調經莫先于養血養血莫先于調氣也汪石山

婦人得陰柔之體以血爲本陰血如水之行地陽氣若風之

旋天故風行則水動陽暢則血調此自然之理也故古方耗氣以調經殊失其本矣太衝者氣也任脈者血也氣升則升氣降則降血隨氣行若獨耗其氣血無所施正氣既虛邪氣必勝而百病生焉經安調乎况心生血脾統血養其心則血生實其脾則血足氣勝則血行安可獨耗其氣此調經之至論也羅赤誠

女科首重調經經常也如潮之有信如月之盈虧不愆其期故曰經水又曰月信内經云太衝脈盛月事以時下景岳云衝爲五藏六府之海藏府之血皆歸衝脈可見衝脈爲月經之本也然血氣之化由於水穀水穀盛則血氣亦盛水穀衰

則血氣亦衰，可見衝脈之血又總由陽明水穀所化，而陽明胃氣又爲衝脈之本也。經曰：二陽之病發心脾，有不得隱曲，女子不月。此雖言病發心脾，而實重在胃氣，因心爲胃之母，胃爲脾之府也。經又曰：有病胸脇支滿者，妨於食，病至則先聞腥臊臭，出清液，先唾血，四支清，目眩，時時前後血，病名血枯。此得之年少時有所大脫血，若醉入房中，氣竭肝傷，故月事衰少不來也。此段經文全重在氣竭肝傷四字，爲通節之綱旨也。金匱言調經之法甚詳，後世如王節齋、薛立齋諸賢，論證透徹，用方精切，俱可以爲程式。今觀葉案奇經八脈，固屬扼要，其次最重調肝，因女子以肝爲先天也。陰性凝結，易於怫

鬱鬱則氣滯而血亦滯木病必妨土故次重脾胃餘則血虛
者養之血熱者凉之血瘀者通之氣滯者疏之氣弱者補之
誠女科之明鑑（臨證指南）

經期不調

經行每月一至如潮之信若每月既至或三日或四五日即
應止而復淋漓不斷者非衝任氣虛不能約束爲内傷不足
即勞傷氣血邪客胞門爲外感有餘當參以人之強弱也○
婦人有因病而後致經不調者有因經不調而後生病者如
因病而後經不調當先治病病去則經自調若因經不調而
後生病當先調經經調則病自除（蕭慎齋）

經以月至常也其來過與不及皆謂之病若營血虧損不能
滋養百骸則髮落面黄羸瘦燥熱燥氣盛則金受邪金受邪
則爲咳嗽爲肺癰爲肺痿必矣但助胃壯氣則營血生而經
自行若果因氣逆經閉不行當用行氣破血之劑初虞世
丹溪曰先期而至者血熱也後期而至者血虚也竊謂先期
而至有因脾經血燥者有因脾經鬱滯者有因肝經怒火者
有因血分有熱者有因勞役動火者過期而至有因脾經血
虚者有因肝經血少者有因氣虚血弱者主治之法脾經血
燥者加味逍遥散脾經鬱滯者加味歸脾湯肝經怒火者加
味小柴胡湯血分有熱者加味四物湯勞役動火者補中益

氣湯其過期而至若脾經血虚者人參養營湯肝經血少者六味地黄丸氣虚血弱者八珍湯蓋血生於脾故云脾統血凡血病當用苦甘之劑以助其陽氣而生陰血也薛立齋先期而至雖曰有火若虚而挾火則所重在虚當以養營安血爲主然亦有無火而先期者則或補中氣或固命門皆不宜過用寒涼也後期而至本屬血虚然亦有血熱者不得不爲清補有血逆者不得不爲疏利總之調經之法但欲得其和平在詳察其脉證耳若形氣脉氣俱有餘方可用清用利然虚者多實者少故調經之要貴在補脾胃以資血之源養腎氣以安血之室知斯二者則盡善矣○經早者當以每月

大概論血熱者當以通身藏象論勿以素多不調而偶見先期者爲早勿以脈證無火而單見經早者爲熱○若一月二三至或半月旬日而至者此血氣敗亂之證當因其寒熱而調治之不得以經早者並論（張景岳）

經期不通

婦人經水不利下抵當湯主之○婦人經水閉不利臟堅癖不止中有乾血下白物礬石丸主之（金匱）

婦人經水不利下言經行不通利快暢下也乃婦人恒有之病不過活瘀導氣調和衝任足以愈之今曰抵當湯主之夫抵當重劑文內並無少腹結痛大便黑小便利發狂善忘寒

熱等證恐藥重病輕必有殘缺錯簡讀者審之〇藏陰内也不止不去也經水閉而不通瘀宿血也陰中堅塊不去血乾凝也下白物化血成滯也用礬石丸坐藥治之此方治下白物若從溼化者可也恐未能攻堅癖乾血也（醫宗金鑑）

婦人經閉不行有因脾胃久虛形體羸弱氣血俱衰以致經水斷絶者有因勞心過度心火上行不得下通胞脈是以月事不來者有因中消胃熱善飢肌肉消瘦津液不升血海枯竭名曰血枯經絶者有因冷客胞門血寒凝泣而不下者有因軀肥脂滿痰多占住血海地位閉塞而不行者有因挾寒挾熱而污血凝滯不行者有因食與溼痰填塞太陰而經閉

作痛者寒熱虚實迥然不同總不能遁乎脉之遲數有力無力間也○血枯經閉者指腸胃血少枯燥而言故東垣分三焦論治蓋上焦心主血也勞心過度陰血隨耗而無以藏之於肝由是血海枯矣中焦胃爲氣血之海胃液不足則穀氣不輸夫血者水穀之精氣調和於五藏洒陳於六府者也若化源既絶於中經血自竭於下矣下焦大腸主津小腸主液若二經津液不足則二便尚然燥澁何能經水運行不竭乎明乎此則以脉診而分上中下所因以調之久則望其轉枯爲澤經自流通矣馮氏錦囊

血枯之與血隔本自不同蓋隔者阻隔也枯者枯竭也阻隔

者因邪氣之隔滯血有所逆也枯竭者因衝任之虧敗源斷其流也凡婦女病損至旬月半載之後則未有不經閉者正因陰竭所以血枯枯之爲義無血而然欲其不枯無如養營欲以通之無如充之但使雪消則春水自來血盈則經脈自至源泉混混孰能阻之奈何今之爲治者不論有滯無滯多兼開導甚則專以通利爲事豈知血滯者可通血枯者不可通也血既枯矣而復通之則枯者愈枯其與榨乾汁者何異爲不知枯字之義耳　張景岳

血滯血枯不越虛熱瘀氣四證而已血滯亦有虛熱血枯亦有虛熱故滯者不宜過于宣通通後又須養血益陰使津血

流通血枯亦不可峻行補益恐本主無力而辛熱之劑反燥精血矣（葉以濟）

婦人女子經脉不行有因脾胃損傷而致者不可便認作經閉畜血輕用通經破血之藥須審其脾胃何如（王節齋）

室女經閉非先天稟弱血氣未充即是欲男子不得所願不遂思慮傷心抑鬱傷肝以致月閉成病故凡寡婦女尼犯經閉者與此同法〇經閉有寒熱金匱主子風冷積寒東垣潔古主于火熱實結是皆指有餘之病也但寒熱二證宜分內傷外感處治如心火不降而三焦熱結是血衰火旺陰不配陽故心氣不通熱結三焦而經閉不行當益陰滋水以培化

源如積冷血寒凝結胞門而血泣不下是風冷客邪乘虛襲入宜溫經散寒導血下行後用養營之劑爲當 蕭慎齋

人生以血氣爲本人病未有不先傷氣血者若室女童男積想過度多致勞損男子則神色消散女子則月水先閉蓋憂愁思慮則心傷而血竭且心病則不能養脾故不嗜食脾虛則金虧故發嗽腎水絶則木氣不榮而四肢乾痿故多怒不可用青蒿虻蟲等涼血行血宜柏子仁丸澤蘭湯益陰血以制虛火也 寇宗奭

夫經水陰血也屬衝任二脈其爲患有因脾胃虛不能生血而不行者調而補之有因鬱傷脾血耗而不行者解而補之

有因胃火血灼而不行者清而補之有因勞傷心血少而不行者靜而補之有因怒傷肝血澁而不行者和而補之有因腎水虧不能生血而閉者補脾肺有因肺氣虛不能行血而閉者補脾胃薛立齋

辨血色

凡血色有辨固可以察虛實亦可以察寒熱若色濃而多者血之盛也色淡而少者血之衰也此固大概之易知也至于紫黑之辨有如冰炭而人多不解但見紫色不分虛實便謂熱甚不知紫赤鮮紅濃而成片者是皆新血妄行多由熱也若紫而兼黑或散或薄沉黑色敗者多以真氣內損必屬虛

寒或如屋漏水或如腐敗之宿血是皆紫黑之變象也此肝脾大損陽氣大陷當用甘温如理陰煎理中湯歸脾湯補中湯之類則陷者舉脫者固元氣漸復病無不愈若盡以紫色作熱證則無不隨藥而斃矣張景岳

天癸過期

婦人天癸過期而經猶行者其故有三一主于有餘一主于邪傷一主于敗血敗血即屬崩漏當以稟賦強弱參之蕭慎齋

婦人年過五十而經行不止者作敗血論李時珍

婦人四旬外經期將斷之年多有漸見阻隔經期不至者此際最宜防察若果氣血和平素無他疾此固漸止而然無足

慮也若素多憂鬱不調之患而見此過期阻隔便有崩決之
兆若隔之淺者其崩尚輕隔之久者其崩必甚當預服藥調
之否則患滋大也張景岳

脉候

凡血氣壯盛經絡遏閉其脉滑實外風冷傷經絡凝濇其脉
浮濇形體憔悴經絡涸竭其脉虛弱楊仁齋

選案

有婦人生女年十五來診言十四時經水自下今經反斷何
也師曰必夫人年十四時亦經水下所以斷此爲避年後當
自下此真氣怯稟賦素弱而然宜固真氣使水升火降則五

臟調和經脈自通王叔和

一婦病瘧食少經期不行診兩手無脈時值寒月擬作虛寒治之與四物湯加附子吳萸復診見其起居如常驚曰誤矣經不行者非無血也乃痰礙而不行無脈者非血衰也乃積痰生熱結伏而脈不見爾易作實熱治之用三花神佑丸脈出經通而愈朱丹溪

一婦經行必先瀉二三日診其脈皆濡弱此脾虛也脾主血屬溼經水將動脾血先已流注血海然後下流爲經脾虛不能運行其溼以參苓白朮散服之月餘經行不瀉矣汪石山

楊季登女經閉年餘發熱少食肌削多汗而成勞怯醫見汗

多誤為虛也投以參朮其血愈錮診時見汗出如蒸籠氣水謂曰此證可療處全在有汗蓋經血內閉止有從皮毛間透出一路以汗亦血也設無汗而血不流則皮毛乾槁而死矣宜用極苦之藥以斂其血入內而下通於衝脈則熱退經行而汗自止非補藥所能效也於是以龍薈丸日進三次月餘經血略至汗熱稍輕姑減前丸只日進一次又一月經血大行淋漓五日而諸證全瘳矣喻嘉言

求嗣

經義

女子二七而天癸至任脉通太衝脉盛月事以時下故有子○七七任脉虛太衝脉衰少天癸竭地道不通故形壞而無子也○丈夫二八腎氣盛天癸至精氣溢寫陰陽和故能有子○八八則五藏皆衰筋骨解墮天癸盡矣故髮鬢白身體重行步不正而無子耳帝曰有其年已老而有子者何也岐伯曰此其天壽過度氣脉常通而腎氣有餘也素問

總論

種子之道有四一曰擇地地者母血是也二曰養種種者父精是也三曰乘時時者精血交感之會合是也四曰投虛虛者去舊生新之初是也王宇泰

人生子嗣雖曰天命豈盡非人事哉有男不能生子者有女不能生子者男不能生子者有六病女不能生子者有十病六病維何一精寒二氣衰三精少四痰多五相火盛六氣鬱精寒者雖射入子宮女子胎胞不納故隨受而隨墮矣氣衰者則不能久戰男精已泄女精未交何能生物精少者雖能射入而精衰薄故隨入而隨出矣痰多者溼多也溼多則精不純相火盛者過於久戰女精已過男精未施及男精施而

女與已寢氣鬱者肝氣抑塞則懷抱憂[illegible]何能種玉藍田毓麟蘭室故精寒者溫其火氣衰者補其氣痰多者消其痰火盛者補其水精少者益其精氣鬱者舒其氣則男子無子者可以有子不可徒補其相火也十病維何一胎胞冷二脾胃寒三帶脈急四肝氣鬱五痰氣盛六相火旺七腎水衰八督任病九膀胱氣化不行十氣血虛而不能攝胎胞之脈所以受物者也煖則生物冷則殺物縱男精射入安能茹之而不吐乎脾胃虛寒者則帶脈必然無力精即射入胎胞安能勝任乎帶脈宜弛不宜急帶脈急者由於腰臍之不利也腰臍不利則胎胞無力安能載物乎肝氣鬱者則心境不舒何能

爲歡於牀第疲氣盛者婦必肥身肥則下體胖子宮縮入難以受精相火旺者則過於焚燒焦乾之地若草木之難生腎水衰者則子宮燥涸禾苗無雨露之滋終成萎黄之嘆任督之間倘有疝瘕之疾則精不能施因外有所障也膀胱與胎胞相近倘氣化不行則水溼之氣必滲入胎胞而不能受孕矣女子懷胎必氣血足而後能養氣虚則陽衰血虚則陰衰氣血雙虚則胎胞下墜不能升舉小產所不能免矣故胎胞冷者温之脾胃寒者煖之帶脉急者緩之肝氣鬱者開之疲氣盛者消之相火旺者平之腎水衰者補之任督病者除之膀胱氣化不行者助其氣化氣血虚而不能攝胎者益其氣

血則女之無子者亦可以有子不可徒治其胎胞也鐸按

天地生物必有絪縕之時萬物化生必有樂育之候貓犬至微將受娠也其雌必狂呼而奔跳以絪縕樂育之氣觸之不能自止耳凡婦人經行必有一日絪縕之候于一時之間氣蒸而熱昏而悶有欲交接不可忍之狀此的候也逆而取之則成丹順而施之則成胎矣○聚精之道一曰寡慾二曰節勞三曰息怒四曰戒酒五曰慎味腎爲精之府凡男女交接必擾其腎腎動則精隨之而流外雖不洩精已離宮未能堅忍者必有真精數點隨陽痿而溢出此其驗也故貴乎寡慾精成于血不獨房室之交損吾之精凡日用損血之事皆當

深戒如目勞于視則血以視耗耳勞于聽則血以聽耗心勞于思則血以思耗隨事節之則血得其養矣故貴乎節勞主閉藏者腎也司疎泄者肝也二臟皆有相火其系上屬于心心君火也怒則傷肝而相火動動則疎洩用事閉藏不得其職雖不交合而精亦暗流潛耗矣故貴乎息怒人身之血各歸其舍則常凝酒能動血凡人飲酒則面赤是擾其血也血氣既衰之人數月無房事精始厚而可用使一夜大醉精隨薄矣故宜戒酒經云精不足補以味濃厚之味不能生精惟恬淡者能補精耳萬物皆有真味不論腥素淡煮得法自有一段沖和恬淡之氣益人腸胃洪範論味曰稼穡作甘世惟

五穀得味之正最能養精如煮粥飯中厚汁滚作一團者此米之精液所聚最能生精故宜慎味凡秀了
婦人無子者衝任脉中伏熱也其原由于眞陰不足陰不足則陽勝而生内熱矣内熱則營血枯故不孕益陰除熱則血旺易孕矣○肥盛婦人不能受孕者以其身中脂膜滿溢溼痰閉塞子宫而致經事不行可用導痰湯治之瘦怯婦人不能受孕者以其子宫無血精氣不聚故也可用四物湯養陰血之藥丹溪朱
地之氣本重然得天氣以包舉之則生機不息若重陰冱寒之區天日之光不顯則物生實罕人之體中肌肉豐盛乃血

之榮旺極爲美事但血旺易至氣衰久而彌覺其偏也夫氣與血兩相維附何以偏衰偏旺耶蓋氣爲主則血流血爲主則氣反不流非眞氣之衰也氣不流有似乎衰耳故一切補氣之藥皆不可用而耗氣之藥反有可施緣氣得補則愈錮不若耗之以助其流動之勢久之血仍歸其統握中耳湖陽公主體肥難產御醫進瘦胎方而產得順利蓋肥滿之軀胎處其中全無空隙以故傷胎之藥止能耗其外之血肉而不能耗其內之眞元此用藥之妙也　喻嘉言

女子血海虛寒而不孕者雖宜用煖藥亦有陰虛火旺不能攝受精血者又不可純用辛溫矣　繆仲淳

種子之方本無定執因人而施各有所宜故凡寒者宜溫熱者宜凉滑者宜濇虛者宜補去其所偏則陰陽和而生化著矣今人不知此理但知傳方豈宜於彼者亦宜於此耶即或偶中而不論宜否徧傳其神競相製服豈知張冠李戴乎 景岳

脉候

人身氣血各有虛實寒熱之異惟察脉可知脉不宜太過而數數則爲熱不宜不及而遲遲則爲寒不宜太有力而實實者正氣虛而火邪乘之所以實也不宜太無力而虛虛者氣血虛也又有女子氣多血少寒熱不調月水違期皆當診脉以活法治之務使夫婦之脉和平交合有期自能生子 陳楚良

求嗣

選案

建平王妃姬等皆麗而無子擇良家未笄女子入御又無子
問曰求男有道乎澄對曰合男女必當其年男雖十六而精
通必三十而娶女雖十四而天癸至必二十而嫁皆欲陰陽
完實而後交合則交而孕孕而育育而爲子堅壯强壽今未
笄之女天癸始至已近男色陰氣蚤洩未完而傷未實而動
是以交而不孕孕而不育育而子脆不壽此王之所以無子
也然婦人有所産皆女者有所産皆男者大王誠能訪求多
男婦人有男之道也王曰善未再朞生六男褚氏遺書

帶下

經義

任脉爲病男子外結七疝女子帶下瘕聚（難經）

論證

婦人年五十所病下利數十日不止暮卽發熱少腹裏急腹滿手掌煩熱脣口乾燥何也師曰此病屬帶下何以故曾經半產瘀血在少腹不去何以知之其證脣口乾燥故知之當以温經湯主之（金匱）

按所病下利之利字當是血字文義始屬當改之（醫宗金鑑）

帶下

帶下有五多因經行産後風入胞門傳于臓腑所致傷厥陰肝經色如青泥傷少陰心經色如紅津傷太陰肺經形如白涕傷太陰脾經黄如爛瓜傷少陰腎經黑如衃血（婦人良方）衝任督三脉同起而異行一源而三岐皆絡于帶脉統于纂户循陰器行廷孔溺孔上端因他經遺熱于帶脉之間客熱抑鬱血積不流從金之化而爲白隨溲而下是爲白帶多不痛或有痛者經曰少腹寃熱而痛溲出白液寃者屈滯也病非本經爲他經寃鬱而成若赤白痢不可曲分寒熱止可分新舊而治之譬如癰瘍始見赤血次潰白膿又豈為寒者哉痢是熱傳大腸下廣腸帶是熱傳小腸入脬經二證皆可同

溼熱治法 張子和

帶下由於任脉溼熱鬱甚津液溢而爲病如以火煉金熱甚反兼水化又如六月熱極物反出液而溼潤林木流津故肝熱則出淚心熱則出汗脾熱則出涎肺熱則出涕腎熱則出唾猶煎湯熱甚則沸溢俗醫治帶用辛熱藥微者或令鬱結暫開重者反加病劇莫若以辛苦寒藥按法治之 劉河間

帶下者營衛滯氣所成也皆因喜怒憂思產育房勞傷其營衛或挾有溼熱使濁氣滲入膀胱故穢白之物如涕下流面色無光腰腿痠疼精神短少世俗徒知虛寒不知溼熱反用温補偏助心火心火既盛陰血漸爍譬之豬膏烹之則融冷

之則凝溼淫不清則爲白帶若熱氣熏蒸則爲腥腐之氣法當清上實下理脾養血而溼熱自解羅赤誠

帶下者由溼痰流注於帶脉而下濁液故曰帶下婦女多有之赤者屬熱兼虚兼火治之白者屬溼兼虚兼痰治之年久不止補脾胷兼升提治之大抵瘦人多火肥人多痰最要分辨白帶白濁白淫三種三者相似而迥然各別白帶者時常流出清冷稠粘此下元虚損也白濁者隨小便而來渾濁如泔此胃中濁氣滲入膀胱也白淫者常在小便之後來亦不多此男精不攝滑而自出也臨證指南

帶由精竅而出如男子之夢遺相同而淫濁則在溺竅乃溼

熱由膀胱而下不可不辨　淫濁與帶下之不同者葢白帶出於胞宮精之餘也於濁出於膀胱水之濁也雖膀胱與腎爲表裏故帶濁之源無非皆出於陰分然帶由脾腎之虚滑者多淫濁由膀胱之溼熱者多此其所以有辨也張景岳

論治

女子下赤白而不甚稠曰白淫與男子白濁仝系於相火如龍雷之擾而不澄清也屬足少陰太陰治當清補如有滑白稠粘者謂之帶下屬手厥陰少陽如男子自遺之精原乎心包系乎脊膂絡淫帶脈通於任脈下抵湧泉上至泥丸治宜血肉之劑以培之時人泥於常套作流瘦治以牡蠣龍骨地

帶下

揄之類澁之和以四物加以升提殊不知根本損傷以致腐
敗而下彼塞滯不清之物則益加其滯升提不正之氣則愈
增其鬱惟以六龍固本九十六味保元湯主之證屬於虚則
當補養其他稱溼稱痰俗謂臓冷又云白屬氣赤屬血皆泛
而不切之言吴梅坡
婦人憂思欝怒損傷心脾肝火時發血不歸經所以多患帶
疾葢肝鬱則脾傷脾傷則氣陷是脾精不守不能輸爲營血
而下白滑之物皆由肝木鬱於土中使然法當開提肝氣補
助脾元葢以白帶多屬氣虚故補氣健脾爲治法之要領也
若下如米泔而臭穢者此溼熱勝也亦脊脾胃氣虚不能制

水而溼痠下墜者宜二术黄柏茯苓車前爲主佐以升提若
下如雞子清者此脾胃虛極也色必不華足脛必浮腰腿必
痠宜五味子八味丸間用調脾養心如歸脾之類若陰虛有
火者宜六味丸加五味兔絲車前黄柏叔和云崩中日久爲
白帶漏下多時骨髓枯蓋言崩久氣血虛脫耳此證雖有氣
血寒熱之分總屬氣虛下陷之故　繆仲淳

人身帶脉統攝一身無形之水下焦腎氣虛損帶脉漏下白
爲氣虛赤爲有火治當補腎爲主脾虛者六君子湯加升麻
氣虛者補中益氣湯肝虛者逍遥散兼六味丸　趙養葵

帶脉總束諸脉如人束帶而前垂也婦人多鬱怒傷肝肝乘

帶下

脾土傷生溼溼生熱熱則流通故滑濁之物滲入膀胱從小便而出也古人作溼寒治用辛溫藥丹溪作溼熱治用苦寒藥夫苦寒正治也辛溫從治也如溼熱怫鬱于内腹痛帶下非辛溫從治能開散之乎若少腹不痛止下帶者雖有溼熱而氣不鬱結則用苦寒治之爲當也約之方

帶證由外邪風冷溼熱内傷瘀血溼痰皆有餘之病若東垣以血海將枯津液復亡是原其病在血虛也仲淳以脾精不守元氣下陷是原其病在氣虛也養葵更推原帶脈爲病下焦腎氣虛損所致尤爲探本之要此吳梅坡以十六味保元湯六龍固本丸治帶證葢有自來矣蕭慎齋

婦人濁帶其因有六一心㤀動搖心火不靜而帶下者當清火宜硃砂安神丸清心蓮子飲若無邪火但心虛而帶下者宜秘元煎人參丸茯兔丸一慾事過度滑泄不固而帶下者宜秘元煎苓术兔絲丸濟生固精丸一人事不暢精道逆而爲濁爲帶者初宜威喜丸久宜固陰煎一溼熱下流而爲濁帶脉數色赤煩渴多熱者宜保陰煎加味逍遙散若熱甚兼淋而赤者宜龍膽瀉肝湯一元氣虛而帶下者宜壽脾煎七福飲十全大補湯若陽氣虛寒脉微澀腹痛多寒者宜加薑附一脾腎氣虛下陷而帶下者宜歸脾湯補中益氣湯張景岳

選案

帶下

一婦經多帶下日輕夜重泄瀉無時擬屬下多亡陰治用血藥益甚始悟此病合陽生陰長之法夫經多帶下又兼泄瀉皆由陽虛下陷益日則陽旺而得健運之職故輕夜則陰旺而陽不得其職故重易以參朮助陽服之而效　繆仲淳

一女七歲下白其母疑焉夜臥因以帛墊身始知其故予曰女子二七任脉通今任脉未通帶脉未成何以得此是必脾虛有溼而然方用白朮茯苓山藥苡仁扁豆芡實白芍甘草陳皮爲末服之而止嫁後一產而脫體氣早虧之過也　許宣治

崩漏

經義

悲哀太甚則胞絡絶陽氣内動發爲心下崩數溲血也素問

論證

崩如山冢崒崩言其血之横決莫制也漏如漏巵難塞言其血之漫無關防也原其致病之由有因衝任不能攝血者有因肝不藏血者有因脾不統血者有因熱在下焦迫血妄行者有因元氣大虚不能收斂其血者又有瘀血内阻新血不能歸經而下者臨證指南

崩漏

崩漏有虚有實有寒有熱虚者主于血虚氣虚陰虚陽虚實者主于污瘀惡血痰涎鬱滯虚則爲寒爲冷實則爲火爲熱

〇崩本血病而有氣虚者血脱氣亦脱也陰陽相維互爲其根陰血大下陽不能維當以無形之氣生有形之血蕭慎齋

血大至曰崩或清或濁或純下瘀血更有崩甚腹痛者人多疑惡血未盡又見血色瘀黑不敢止截凡血欲出未出之際停在腹中即成瘀血以瘀爲惡又焉知瘀之不爲虚冷者乎

〇瘀而腹痛血行則痛止崩而腹痛血住則痛止戴復菴

熱則流通之説俗解大謬流通者流通于經絡之中非流通使下行也葢血隨氣行氣旺則周流不息血即隨之而周行

于身故欲止崩漏當使血歸經欲血歸經當先補氣氣屬陽得温煖則陽回氣壯故曰熱則流通若氣虚而寒則凝濇矣凝濇則不能流行周身涓涓不斷而成漏下之證吴天士

論治

婦人陷經漏下黑不解膠薑湯主之金匱

陷經者謂經血下陷即今之漏下崩中病也黑不解不成文膠薑湯方亦缺金鑑醫宗

臣億等校諸本無膠薑湯方想是妊娠中膠艾湯魏荔彤

暴崩暴漏宜温宜補久漏久崩宜清宜通臨證指南

崩漏

治崩之法有消逐汚血者有寒凉降火者有收濇固脱者有

大升大降者有扶脾健胃者有補氣補血者有温暖下焦者

種種不一蕭慎齋

崩爲急證漏是緩病崩是大怒傷肝衝動血海或火盛血熱

沸騰漏則房勞過度損傷衝任氣虚不能約制經血或多火

而血不安崩宜理氣降火兼佐升提漏宜滋陰培養氣血兼

佐制火李太素

血屬陰靜則循經榮内動則錯經妄行故七情過極則五志

亢甚經血暴下謂之崩中初用止血以塞其流中用清血以

澄其源末用補血以復其舊若止塞其流而不澄其源則滔

天之勢不可遏若止澄其源而不復其舊則孤陽無所依之約

血崩之證爲衛弱營盛治當扶陽抑陰然不可峻補其陽恐藥之熱氣勝而反助其陽盛也亦不可直抑其陰恐藥之寒氣勝而又益其陽虛也程扶生

崩淋之病有暴崩者有久崩者暴崩者其來驟其治易久崩者其患深其治難凡血因崩去勢必漸少少而不止病則爲淋此由憂思鬱怒先損脾胃次及衝任而然崩淋既久眞陰日虧多致寒熱咳嗽脉見弦數此乃元氣虧損陰虛假熱當用參朮歸地甘溫之屬峻培本源但得胃氣未敗受補可救若不能受補而日事清凉苟延目前終非吉兆張景岳

崩漏

崩中多用止血補血藥不效此陽乘于陰所謂天暑地熱經

水沸溢是也心主血血得熱則行得寒則止許叔微

血藏於肝肝氣不升則熱迫於下血不能藏而趨於下况厥陰之經脉環陰器廷孔前陰皆屬之荆芥升肝氣香附理脾氣條芩除内熱四物養血故能收功武叔卿

崩證藥多用醋炒者醋能收歛故也王節齋

脉候

陰虚陽搏謂之崩素問

經云陰虚者尺脉虚浮也陽搏者寸脉弦急也是爲陰血不足陽邪有餘武叔卿

胎前

經義

婦人重身毒之何如有故無殞亦無殞也素問

總論

凡看病婦當先問娠不可倉卒　凡治病婦不可輕用破氣行血之藥恐有娠在疑似間也張子和

妊娠一月名胎胚足厥陰脉養之二月名始膏足少陽脉養之三月名始胎手心主脉養之四月始成血脉手少陽脉養之五月始成其氣足太陰脉養之六月始成其筋足陽明脉

養之七月始成其骨手太陰脈養之八月始成膚革手陽明脈養之九月始成毛髮足少陰脈養之十月五臟六腑關節人形皆備此其大略也巢氏病源

胎有男女則成有遲速體有陰陽則懷有向背故男動在三月陽性早也女動在五月陰性遲也女胎背母而懷故母之腹軟男胎面母而懷故母之腹鞕景岳全書

舉要云男腹如箕女腹如釜蓋男女孕於胞中男面母腹則足膝抵腹下大上小故如箕女面背母則背脊抵腹其形正圓故如釜也馮氏錦囊

胎前爲實象乎坎卦產後爲虛象乎離卦胎前多熱坎中陽

也產後多寒雖中陰也嚴氏

惡阻

婦人得平脉陰脉小弱其人渴不能食無寒熱名妊娠桂枝湯主之　于法六十日當有此證設有醫治逆者却一月加吐下者則絶之　妊娠吐嘔不止乾薑人參半夏丸主之金匱

惡阻者謂嘔吐惡心頭眩惡食擇食是也絶之者謂絶止醫治候其自安也予嘗治一二妊婦惡阻病嘔吐愈治愈逆因思仲景絶之之旨以炒糯米湯代茶止藥月餘漸安　大全

謂半夏動胎觀仲景用乾薑人參半夏丸羅謙甫用半夏茯苓湯丹溪用二陳湯加減並治胎前惡阻痰逆嘔吐等證俱

胎前

故予用治惡阻未嘗動胎正經云有故無殞是也婁全善
妊娠之初經脉内閉育養胎息腸胃阻泖散入焦膈若素有痰飲則飲與血搏食飲輒吐頭目旋暈憎聞食氣喜啖酸鹹肢倦困懶多臥少起名曰惡阻已產之後胞外餘血敗瘀流利名曰惡露蓋惡者不善不淨之義阻者阻節之阻血搏痰飲當漸消之露者露水之露當急逐之由是而知胎前曰惡阻產後曰惡露古人命名之意良有以也易簡
凡妊二三月嘔逆不食或心中煩悶此乃氣血積聚以養胎元精血内鬱穢腐之氣上攻于胃是以嘔逆不食血既養胎心失所榮是以心中煩悶法當調血散鬱用參术甘草補中

氣橘紅紫蘇木香生薑散鬱氣茯苓麥冬黄芩竹茹清熱解煩名參橘飲 朱丹溪

惡阻多在三月相火化胎之候壯火食氣上衝胃口食入即吐少陰腎水養胎少陽相火益熾須用清肝滋腎湯即六味加柴胡白芍丸用逍遙止嘔甚則加茱連 趙養葵

惡阻一證古人以形病而脉不病别之余謂惡阻無不喜食酸物不若以嗜酸别之更爲明切亦有妊婦氣血調和不患惡阻者亦有雖患輕而暫者又不可不知 沈金鰲

婦人懷孕其始證見惡阻而惡阻自金匱有絶之之法以下巢元方主于氣凝血聚陳良甫主于停飲積痰仲景作寒治

胎前

太無眷葵作火論病機可謂詳悉但胎前無寒產後無熱此常法也故惡阻嘔吐大抵寒少熱多總屬血壅胎元臟氣不能宣通停痰積飲鬱熱壅滯變而爲火故丹溪立齋治以枳殼紫蘇香砂爲降氣順氣之法所謂胎前須順氣者此也慎齋

選案

汪姓婦經阻數月發熱嘔吐水漿不入臥牀不起大肉盡脫凡古方治惡阻者試之殆遍而無一效轉疑非孕擬用眞武重鎮藥熟瓶破因而中止然氣不相接手足冷形神敗冷汗出已製木矣診尺中尚有滑意余曰果眞陽脫胃絕詎有尺滑之理經曰食不得入是有火也吐甚胃傷四肢主脾故作

厥耳且嘔吐一證人惟責之胃不知責之腎而惡阻之病多有衝陽上升而胃不安者尤當求之于腎爰酌嘉禾飲君以熟地臣以人參佐以粟米使以甘蔗汁緩令呷盡一日而嘔定凡三月而康腹中生氣躍動矣是冬產一男汪廣期

胎動不安

妊娠胎動不安者多由衝任血虛受胎不實故也然有飲酒房室過度損動不安者有忤觸傷仆動而不安者有怒氣傷肝或鬱結不舒觸動血脈不安者有過服煖藥并犯禁之藥動而不安者有因母病而胎動者但治母病其胎自安有因胎不堅固動致母病者但當安胎其母自愈陳良甫

胎前

妊娠胎氣不安者證本非一治亦不同蓋胎氣不安必有所因或虚或實或寒或熱皆能爲病去其所病便是安胎之法故安胎之方不可執亦不可泥但當隨證隨經因其病而治之乃爲至善若謂白术黄芩乃安胎之聖藥執而用之鮮不誤矣張景岳

胎前大約以凉血順氣爲主而肝脾胃三經尤爲所重因肝藏血血以護胎肝血失榮胎無以蔭矣肝主升肝氣横逆胎亦上衝矣胎氣繫於脾如寄生之托於苞桑女蘿之施於松柏脾虚胎無所附滑墮難免矣胃爲水穀之海妊婦全賴水穀之精華以養胎如兵家餉道不容一刻緩也其餘有邪去

邪有火去火，陰虛清滋，陽虛温補，隨機應變，法盡善矣。臨證指南

選案

閔介眉甥媳素稟氣虛多痰，懷妊三月，因臘月受寒，惡寒不食，嘔逆清血，腹痛下墜，脈細如絲，與乾薑人參半夏丸二服不應，更與附子理中湯加苓半肉桂調理而安。門人問曰：嘗聞桂附半夏孕婦禁服，而此並行無礙，何也？曰：舉世皆以黄芩白术爲安胎聖藥，桂附爲殞胎峻劑，孰知反有安胎妙用哉。蓋子氣之安危，係乎母氣之偏勝者，母氣多火，得芩連則安，得桂附則危；母氣多痰，得苓半則安，得歸地則危；母氣多寒，得桂附則安，得芩連則危。務在調其偏勝，適其寒温，世未

胎前

有母氣逆而胎得安者亦未有母氣安而胎反墮者所以金匱有懷妊六七月胎脹腹痛惡寒少腹如扇用附子湯温其藏者然認證不真不得妄行是法一有差誤禍不旋踵張氏醫通

胎漏

婦人宿有癥病經斷未及三月而得漏下不止胎動在臍上者爲癥痼害妊娠六月動者前三月經水利時胎也下血者後斷三月衃也所以血不止者其癥不去故也當下其癥桂枝茯苓丸主之金匱

妊娠有漏胎激經之分漏胎無時而下激經有時而至蕭慎齋

胎動與胎漏皆下血胎動則腹痛胎漏無腹痛胎動宜養血

胎漏宜清熱女科正宗

妊婦經血不固者謂之胎漏然胎漏之由有因胎氣者有因病氣者而胎氣之由亦有二焉余嘗診一婦人脉見滑數别無他病問其經事則如常不斷但略少耳余曰此必妊也因胎小血盛有餘而然後三月外經止果産一男妊婦多有此類常見懷胎七八個月而生子者人但以血止為度謂之不足月然其受胎於未止之前至此而足人所不知景岳全書

妊娠體壯脉息和平飲食如故他無所苦而經時下者乃血氣充旺養胎之餘血也然亦不可使之多宜和血凉血佛手散加黄芩白术不已加阿膠芐去血過多八珍湯加膠艾和胎前

因怒傷肝而動血者佛手散加山梔白芍薛立齋

胎漏有用糯米苧根者糯米穀味之陰所以補地氣之不足也漏下黄赤爲熱故用苧根以凉之苧根補陰善能安胎潤燥解熱也有用阿膠艾葉者阿膠益金固血艾葉助陽上升升則不墜固則不流也見聞錄

傷風

妊娠傷風宜用香蘇飲加葱豉咳嗽多痰加桔梗或紫蘇飲加葱豉蓋風藥皆能傷胎葱豉湯能安胎氣散邪氣張氏醫通

傷寒

妊娠傷寒專以清熱安胎爲主或汗或下各隨表裏所見脉

證主治勿犯胎氣萬密齋

有胎而病外感劑中必加四物是治病保胎要法臨證指南

傷食

妊娠傷食多由脾胃虛弱不能運化所致蓋胎以脾胃爲主脾胃強則胎系如懸鐘而不墜若傷食不化則脾困而胎不能固矣故凡消食導滯先以補脾健胃爲主則飲食自化一切峻厲尅伐之藥未可浪投蕭慎齋

瘧疾

妊娠瘧疾致病之原雖因風寒暑熱之感亦因氣血之虛寒熱鼓頷戰慄振搖墮胎最易古人用藥先以安胎爲急但邪

胎前

不去則胎不安故安胎莫先於去邪然如常山草果檳朴之屬未可浪投惟發表中兼補氣清熱中兼養血爲善蕭慎齋

痢疾

妊娠痢疾有三禁五審一禁蕩滌腸胃兒漩氣滯蕩滌則陽氣下陷胎氣愈胎失榮養兒漩則濁氣壅滯後重轉加

宜以調氣爲先調氣之法如爐冶分金已敗之血則隨之而下未傷之血則統之而安所謂五審者一審飲食之進與不進夫下痢乃腸胃受傷若痢雖甚而飲食如常者易已故痢以噤口爲最重在初胃氣全盛之時猶不足慮但須理其滯

氣則飲食自進矣或初時能食旬候之外反不能食脈息不振此必蕩滌太過胃氣受傷所致亦有過服苦寒破氣之藥而致呃逆嘔噦者此爲胃敗危候惟峻與溫補庶可挽回二審溲之通與不通蓋下痢清濁不分痢頻而小便通利者胎必無虞或胎壓膀胱而小便不通者名曰轉胞切忌利水急與升提自效三審腹之痛與不痛蓋痢證有寒熱虛實之分痛有止歇奔迫下墜至圊不及者火也痛自下而攻擊於上者火也痛而脹滿不勝摩按服熱湯而愈痛者火也實也痛無止歇而無絞刺之狀者寒也痛自上而攻注於下者寒也痛而不滿時喜熱手摩按者寒也虛也大約初痢脹滿爲實

胎前

熱久痢疞痛爲虚寒卽或初因火起切痛久痢氣傷亦必變爲虚寒也急須温補切勿利氣四審後之重與不重夫下痢後重濁氣壅滯故也開通壅滯必以調氣爲主在妊娠尤為切要調氣則後重自除而胎息自安矣初痢後重治宜開其壅滯久痢後重又當升其陽氣陽氣升則胃氣運胃氣運則周身之氣悉皆條達而無壅塞之患矣五審身之熱與不熱葢下痢爲裏氣受病若見身熱表裏俱困元神將何以恃而得振驅邪之力耶如人迎之脉浮數可先用和營透表之藥分解其勢然後徐徐清理若初痢不發熱至數日半月後始發熱脉來斷小或虚大無力者此眞陰内亡虚陽發越於外

也其在平人可用辛温峻補若在孕婦桂附又難輕用惟藉參术薑萸膠艾之屬使非大補峻投難望回天之勣也痢證匯參

妊娠飲食生冷脾胃不能尅化致令心腹疼痛傷血則赤傷氣則白血氣俱傷則赤白相雜腹内重墜胎氣不安此由于脾胃氣虚不能升舉而下陷也治用補中益氣湯病退而胎自安切勿浪投順氣行氣益增墜下之患蓋胎繫于腎如鐘繫于梁若柱不固其梁必撓而鐘豈能獨全乎况似痢非痢者多中氣虚則不能上升脾氣虚則不能滲溼腎氣虚則不能閉藏慎勿以有形之假滯而傷無形之元氣元氣一傷變證百出胎能保乎馮氏錦囊

胎前

胎前痢疾亦有暑邪溼熱外感致病不可專主飲食生冷爲患但妊娠痢疾本于脾胃不和因而氣血受病若守河間之法降氣後重自除行血便膿自止不知胎前之氣果可降乎氣降則胎下墜胎前之血果可行乎血行則胎必墮莫若用木香以調氣當歸以養血此二藥乃胎前痢疾妙品再以四物湯加白术黄芩爲治丹溪所謂先托住正氣以固其胎而後調氣和血此治妊痢之要法也蕭慎齋

泄瀉

妊娠泄瀉必原其由大抵不外脾腎二臟虚者居多夫血統于脾血護胎元則脾陰虚食不運化而作瀉胎繫于腎氣弱

則命門火衰胎竊其氣以擁護腎陽不能上蒸脾土而爲瀉雖其間未嘗無風寒暑溼之外感飲食生冷之内傷而脾腎有虧者其本也蕭愼齋

霍亂

霍亂者陽明胃經病也良由妊娠平日五味肥甘腐積成痰七情鬱結氣盛爲火停畜胃中乍因寒熱之感陰陽相混故令心腹絞痛吐利並作揮霍變亂吐多傷氣利多傷血氣血受傷不能養胎邪氣鼓擊而母未有不殞者不可不亟治也香蘇散加藿香主之萬密齋

妊娠霍亂吐利絞痛最易傷胎宜辨其飲食生冷暑溼風寒

胎前

四氣之感隨其邪之所因而治之尤以保胎爲主蕭慎齋

喘

妊娠氣喘有因乍感風寒喘急而不得臥者此客邪勝也治宜疎散參蘇飲主之若脾虚四肢無力肺虚不任風寒腎虚腰瘦足軟猝然氣喘不足以息者此脾肺素虧母虚子亦虚腎氣不歸原而上乘于肺也治宜生脉散補中益氣湯去升柴加沉香補骨脂主之蕭慎齋

妊婦因火動胎氣逆作喘者用條芩香附爲末水調服朱丹溪

吐血

凡吐血證或七情内傷或六淫外感而妊娠吐血一主火熱

者正以氣血護養胎元或有所感則氣逆而火上乘也但火有虛實之分實火當清熱養血虛火當滋陰補水 蕭慎齋

子嗽

妊娠咳嗽名曰子嗽其證若風邪傷肺者用金沸草散火邪尅金者用人參平肺散寒邪傷肺者用人參敗毒散脾肺氣虛者用六君子湯加桔梗血虛者用四物湯加桔梗腎火上炎者用六味湯加五味子脾肺氣虛爲風寒所傷者用補中益氣湯加桔梗蓋肺屬辛金生於己土嗽久不已多因脾虛不能生肺金致腠理不密復感外邪或因肺虛不能生腎水以致陰火上炎治當壯土金生腎水以安胎爲要 薛立齋

子癇

婦人有孕之後衝任血養胎元以致肝臟少血而木火内動搖搐癱定風象生焉其證目弔口噤角弓反張流涎昏迷時作時止與内傷之癇象相類俗醫以爲外入之風眞屬聾瞶試問風入皮毛則當惡寒發熱何表證未見而厥少之證疊出且無孕安然有胎反病風果如是耶審其病情無非肝腎陰虛陰虛則血燥血燥則筋失所滋强直反張有似于風而實非風也即風亦屬内動之風而非外入之風也良由胎在母腹陰血愈耗虛火愈熾經脉空而爲火所灼以故精不能養神柔不能養筋而如厥如癲神魂失守治法有在陰在陽

之别陰虛者養陰陽虛者養陽庶陰液足而眞氣回木火藏而虛風定子安母亦安矣考古治子癇羚羊角散方内惟羚角入肝舒筋棗仁當歸補肝益血與證相投其防獨則耗眞元薏仁則下生胎多不合轍未可輕用會心錄

子滿

妊娠有水氣身重小便不利洒淅惡寒起則頭眩葵子茯苓散主之金匱

頭面徧身浮腫小水短少者屬水氣爲病名曰子腫自膝至足浮腫小水清長者屬溼氣爲病名曰子氣徧身俱腫腹脹而喘在六七箇月時者名曰子滿但兩脚腫而膚厚者屬溼

胎前

名曰皺脚，皮薄者屬水，名曰脆脚。大凡水之爲病，多喘促氣
之爲病，多脹滿喘促，屬肺脹滿，屬脾，以其人素有水氣溼邪，
故受孕有腫滿之證，免未成形，被水漬其胎，每致損壞成形，
尚可調治。若在五六月後有是證者，多有生育順利。金鑑醫宗
妊娠胸滿腹脹，小便不通，遍身浮腫者，用千金鯉魚湯。脾胃
虛弱者，佐以四君湯。若面目虛浮，肢體如水氣者，用全生白
术散。若脾虛溼熱，下部作腫者，用補中益氣湯加茯苓。若飲
食失節，嘔吐泄瀉者，用六君子湯。若腿足發腫，喘悶不安，或
指縫出水者，用天仙藤散。薛立齋
子滿有水血相搏者，有停水受溼者，有經血壅閉者，有清濁

不分者總因脾虚不能制水所致立齊治法不外健脾滲溼順氣安胎爲主若濟陰云但瀉氣利水則愈此謬論也蕭慎齋

子懸

本事方云紫蘇飲治妊娠子懸子懸者濁氣舉胎上湊也胎熱氣逆胸膈脹滿非蘇葉陳皮腹皮川芎無以流氣非歸芍無以養血氣血旣利其人必虚故以人參甘草補之何松庵

子懸之證胎氣上逼心胸是也正以氣血壅鬱胎元鬱久則熱故良甫主于胎熱氣逆松庵主于濁氣舉胎是以火熱立論爲當若大全以爲寒氣冷飲養葵以爲命門火衰然必以人之壯弱脈之遲數爲憑如稟厚質壯脈來洪數此屬火熱

如脾胃素虛脉來遲細此屬虛寒蕭慎齋

子瘖

帝曰人有重身九月而瘖此何爲也岐伯曰胞之絡脉絶也帝曰何以言之岐伯曰胞絡者繫于腎少陰之脉貫腎繫舌本故不能言帝曰治之奈何岐伯曰無治也當十月復素問

按瘖者謂有言而無聲故經曰不能言此不能二字非絶不語之謂凡人之音出于喉嚨發于舌本因胎氣肥大阻腎上行之經腎脉入肺中循喉嚨繫舌本喉者肺之部肺主出聲故其人切切私語有言而人不能聽聞故曰瘖如果腎之脉絡絶則其病不治豈有産後自復之理乎經云胞之絡脉絶

此絶字當作阻字解張嶍璜

妊娠不語經旨固無治法後人不敢強立方論獨子和以降心火爲治元臺以補心腎立法則以胞之絡脈屬於手足少陰二經故也但産後不語屬敗血之入心中風舌瘖屬痰涎之滞絡則胎前子瘖亦必有所感更當詳證參治以補張馬二公之未盡蕭慎齋

子煩

煩者心中煩亂不安也由于受胎之後血熱于心故令人鬱悶撩亂不安因在妊娠故曰子煩非子在腹中而煩也古云四月受少陰君火以養精六月受少陽相火以養氣故煩夫胎前

煩固多屬火今胎既受君相之火以養豈有反令母煩之理
若曰母虛而煩則當每月皆然何獨拘于四月六月此說似
屬不通李太素

妊娠煩悶有四證有虛煩有心中煩有胸中煩有子煩但屬
于熱臟虛而熱氣乘心令人煩者名虛煩亦卽心中煩痰飲
凝積嘔吐痰沫者名胸中煩血積飲停寒熱相搏致胎不安
者名子煩齊仲甫

火入于肺則煩入于腎則躁胎繫于腎腎水養胎則不足以
滋腎中之火火上爍肺則爲煩躁此金水虧涸之候法當滋
其化源清金壯水爲主蕭慎齋

子鳴

妊婦腹中臍帶上疙瘩兒含口中因登高舉臂脫出兒口以此作聲令妊婦曲腰就地如拾物狀疙瘩仍入兒口即止又腹中兒哭用鼠窟土同黄連汁飲之即止（産寶百問）腹内鐘鳴與兒哭同類故治法無異立齋云黄連性寒麝香開竅當酌用（蕭慎齋）

腹痛

婦人懷妊六七月脉弦發熱其胎愈脹腹痛惡寒少腹如扇所以然者子臟開故也當以附子湯温其臟○妊娠腹中痛爲胞阻膠艾湯主之　婦人懷胎腹中㽲痛當歸芍藥散主（胎前）

之金匱

胎前腹痛有風寒客邪渡飲七情爲有餘之病也有氣阻氣虚血虚爲不足之病也脾胃氣虚而腹痛者用補氣調氣之法陰虧血虚而腹痛者用補血温經之法臨證審之蕭慎齋

腰痛

妊娠腰痛最爲緊要葢以胞胎繫于腰故腰疼痠急胞系欲脱必將產也即不然或因勞傷損動其經或因冷氣乘襲腹痛引于腰背或因挫閃氣滯或因腎元虚損或因怒動肝火或因肝脾氣鬱或因膀胱風邪乘襲或因血熱血滯雖由來不同若其痛不止多動胎氣大抵治法總以固胎為主沈金鰲

脇痛

妊婦脇痛有三哭泣也内傷也惱怒也不可服行血破氣藥宜用童便或紫蘇飲去人參加當歸白芍爲穩見聞錄

尿血

胎漏之血自人門而下尿血之血自尿門而下妊娠尿血屬胞熱者居多治宜四物湯加髮灰山梔阿膠李挺

尿血易混于胎漏得李氏一辨已見分晰但胎漏是無時頻出尿血是心火移于小腸滲入膀胱溺則下不溺則不下慎齋

轉胞

婦人病飲食如故煩熱不得臥而反倚息者何也師曰此名

轉胞不得溺也以胞系了戾故致此病但利小便則愈宜腎
氣丸主之金匱
素問云女子胞又云胞移熱于膀胱靈樞云衝脈任脈皆起
于胞中此胞字皆音包以子當爲言也靈樞又云膀胱之胞
薄以懦此胞字音拋以溲脬爲言也葢音有二而字則相同
後人不解其意或認膀胱與尿胞爲二物又因類纂則曰膀
胱者胞之室反以子胞與膀胱爲一物其誤甚矣夫膀胱即
脬脬即膀胱也焉得復有一物居於膀胱之内者乎其以子
胞與膀胱爲一物者試思轉胞下壓膀胱則小便不通其胞
在上而膀胱在下部位各別而非一物更明矣馮氏錦囊

妊婦轉胞不得小便由於中氣虛怯不能舉胎胎壓其胞胞系了戾以補中益氣湯升舉之趙氏醫貫

轉胞之病孕婦稟受弱者憂悶多者性急躁者食厚味者大率有之古方皆用滑利疎導藥鮮效因思胞為胎所壓展在一邊以致胞系了戾水道不通胎若舉起懸在中央胞系得疎則水道自行矣治用參术飲服後隨以指探吐俟其氣定又飲又吐小便立通丹溪心法

胎前轉胞多因氣虛血少血少則胎無以養氣弱則胎不能舉下墜壓于膀胱胞為之轉而溺不出丹溪雖有憂悶性躁厚味諸因其立方處治自探吐推托之外惟以補氣血為主

胎前

然有脾肺氣虛不能下輸膀胱者有氣熱鬱結膀胱津液不利者有金爲火爍肺燥熱甚而不利者當詳審施治也蕭慎齋

子淋

子淋與轉胞相類小便頻數點滴而痛者爲子淋頻數出少不痛者爲轉胞證治要訣

子淋須分二證一則妊母自病一則子爲母病妊母自病又分二證或服食辛熱因生内熱者或自汗自利津液枯燥者子爲母病亦分二證或胎氣熱壅者或胎形迫塞者證既不同治亦有别熱則清之燥則潤之壅則通之塞則行之萬密齋

孕婦小便澁少由於氣血聚養胎元不及敷榮滲道遂使膀

胱鬱熱當用養血藥以滎滲道加麥冬以滋水源滑石以清鬱滯名安滎散若月分未多減滑石加石斛山梔然欲清膀胱之熱必疎厥陰之氣葢溺竅乃厥陰之部分耳陳良甫

妊娠小便濇少淋瀝用安滎散若肝經虛熱用加味逍遙散若服燥劑而小便頻數或不利用生地茯苓知柏芎歸甘草頻數而色黃赤用四物湯加知母黃柏肺氣虛而小便短少用補中益氣湯加麥冬五味子熱結膀胱而小便不利用五淋散脾肺燥熱不能生化用黃芩清肺飲膀胱陰虛陽無所生用滋腎丸膀胱陽虛陰無所化用腎氣丸薛立齋

胎前

胎不長養

人受氣於有生十二經脉迭相滋養胎處胞中或有枯萎者由孕婦稟弱陰陽血氣偏勝胞胎失於滋養所以枯萎不長也惟宜資母血氣則胎從而有養矣○妊娠將理無方脾胃失調飲食減少不能行營衛化精微養衝任故令胎弱子氣不足巢元方謂母病療母則胎安是也能使脾胃調和水穀運化而生氣血何慮胎不長乎聖濟總錄

胎元本乎血氣胎不長者血氣之不足耳故於受胎之後而漏血不止者有之血不歸胎也婦人中年血氣衰敗者有之泉源日涸也婦人多脾胃病者有之倉廩薄則化源虧而衝任窮也婦人多鬱怒者有之肝氣逆則血不調而胎失所養

也或血氣寒而不長者陽氣衰則生氣少也或血氣熱而不長者火邪盛則眞陰損也凡諸病此者宜補宜固宜溫宜清但因其病而隨機應之或及期或過月胎氣漸充自無不長惟是年邁體衰數在天矣非可以人力爲也張景岳

過期不產

問娠婦有按月行經而胎自長者有三五個月間其血大下而胎不墜或及期而分娩或踰月而始生者其理何與曰按月行經而胎自長者名曰盛胎其婦血氣充盛養胎之外其血有餘故也有數月之胎而血大下者謂之漏胎因事觸胎動其任脈故血下而不傷子宮也然孕中失血胎雖不墜氣

胎前

血亦虧多致踰月不產曾見有十二三月或二十餘月而生者俱是血氣不足豚胎難長故耳凡十月之後未產者當服補氣血藥以培養之虞民

子死腹中

胞衣未下急于胎之未生子死腹中危于胎之未下蓋胞衣未下子與母氣通其呼吸若子死腹中胞臟氣寒胎血凝沍氣不升降古方多用行血順氣及硝石水銀硇砂之類但其胎已死軀形已冷血凝氣聚復以寒藥下之不惟無益反害母命者多矣不知古人立方深于用意蓋子死之故因有二端用藥寒溫各從其宜有因孕婦胎漏血盡子死者有因墜

墮顛仆內傷子死者有因久病胎萎子死者以附子湯進三服使胞臟溫煖凝血流動益附子能破寒氣墮胎故也有因傷寒熱病溫瘧胎受邪熱毒氣內外交攻因致胎死留于胞臟深慮胎受毒氣必然脹大故用朴硝等使胎化爛副以行血順氣之藥死胎即下此立方之至意也 聖濟總錄

或因熱病或因顛仆或因驚恐或產時未到驚動太早惡露已盡致胎乾身冷不能自出但視產婦面赤舌青子死母活面青舌赤母死子活面舌俱青母子俱死 濟陰綱目

凡娠三陽俱盛名曰雙軀若少陰微緊者血即凝濁經養不周胎即偏夭其一獨死其一獨生不去其死害母殀生千金

神造散專治雙胎一生一死者用蟹爪以去其死阿膠以安其生甘草以和藥性立方之意深遠矣馮氏錦囊

選案

顧季掖乃室孕五月下血醫以人參阿膠固胎身腫氣脹血逆上奔結聚於會厭胸膈間食入觸之痛楚旋即嘔出更醫咸以爲胎氣上逼脾虛作腫而成膈噎用人參之補五味之收延至八月呼吸將絶診脉尺部微濇難推肺部洪大無倫其喘聲如曳鋸手臂青紫腫亮余曰此證吾視若懸鑑不必明言以滋驚恐姑以善藥通其下閉上壅可也季掖必求病名余曰上壅者以肺脉之洪大合於會厭之結塞知其肺當

生癰也下閉者以尺脉之微濇合於肉色之青腫知其胎已久壞也善藥者濡白散加芩桔之苦以開之不用硝黃等厲藥也服一大劑腹即努痛季掖曰産乎余曰肺氣開而下行數時閉拒惡穢得出可也奚産之云再進一劑身腫稍退上氣稍平下白污如膿數斗裹朽胎而出旬餘尚去白污並無點血可知胎朽腹中已近百日蔭胎之血和胎俱化爲膿也病者胸開進粥神思清爽然朽胎雖去而穢氣充斥周身爲青腫者未去也胸厭雖寬而肺氣壅遏爲寒熱咳嗽者未除也余認真一以清肺爲主果獲全瘳喻嘉言

許裕卿治邵涵貞内子孕十七月不産不敢憑脉問諸情况胎前

果孕非病但云孕五月以後不動心竊訝之爲主丹參一味令日服七錢兩旬餘胎下已死而枯其胎之死料在五月不動時經十三月在腹不腐如果實在樹敗者必腐然亦有不腐者則枯胎之理可推也張氏醫通

鬼胎

婦人有鬼胎之說豈虛無之鬼氣果能襲人胞宮而遂得成形者乎此不過由本婦之氣質或以邪思蓄注血隨氣結而不散或以衝任滯逆脉道壅瘀而不行是皆内因之病必非外來之邪即血癥氣瘕之類耳當以癥瘕之法治之張景岳

或問婦人懷鬼胎者何也曰晝之所思爲夜之所夢凡男女

之性淫而虛者肝腎相火無時不起故患勞怯之人多夢與鬼交所謂鬼胎者僞胎也非實有鬼神交接成胎也古云思想無窮所願不遂爲白淫白濁流于子宮結爲鬼胎乃本婦自己之血液淫精結聚成塊胸腹脹滿儼若胎孕耳虞天民

選案

楊氏女薄暮遊廟見一黄衣神覺心動是夕遂夢與交腹大如孕伯仁診之曰此鬼胎也女道其故乃與破血墜胎之藥下如蝌蚪魚目者二升許遂安此非遇神交乎曰有是事無是理豈有土水爲形能與人交而有精成胎耶此非神之感於女乃女之感於神耳馮氏錦囊胎前

受胎分男女

男女之合二情交暢陰血先至陽精後衝血開裹精精入爲骨而男形成陽精先入陰血後參精開裹血血入爲本而女形成（褚氏遺書）

天之德地之氣陰陽至和流薄一體因氣而左動則屬陽資之則成男因氣而右動則屬陰陰資之則成女（濟生經）

經後一二日血海始淨精勝其血感者成男四五日後血脈已旺精不勝血感者成女六七日後雖交感亦不成胎（李東垣）

易云乾道成男坤道成女夫乾坤者陰陽之性情也左右者陰陽之道路也男女者陰陽之儀象也父精母血因感而會

精之洩陽之施也血能攝精精成其骨此萬物之資始于乾元也血之行也精不能攝血成其胞此萬物之資生于坤元也陰陽交媾畎胎始凝胎之所居名曰子宮一系在下上有兩歧一達于左一達于右精勝其血則陽爲之主受氣于左子宮而男形成精不勝血則陰爲之主受氣于右子宮而女形成孕成而始化胞也 朱丹溪

信褚氏之言則人有精先洩而生男精後洩而生女者信東垣之言則有經始斷交合生女經久斷交合生男亦有四五日以前交合無孕八九日以後交合有孕者俞子本又謂徵陽不能射陰弱陰不能攝陽信斯言也世有尫羸之夫怯弱

胎前

之婦屢屢受胎而血氣方剛精力過人者往往不育丹溪專以婦人經水爲主然富貴之家侍妾亦多其中豈無月水如期者大抵父母生子如天地生物易曰坤道其順乎承天而時行知地之生物不過順承乎天則知母之生子亦不過順承乎父知母之順承乎父則種子者果以婦人爲主乎以男子爲主乎若主男子則不拘老少强弱康健病患精之易洩難洩只以交感之時百脉齊到爲善耳若男女之辨不以精血先後爲拘不以經淨幾日爲拘不以夜半前後交感爲拘不以父母强弱爲拘只以精血百脉齊到者别勝負耳故精之百脉齊到勝乎血則成男血之百脉齊到勝乎精則成女

矣程鳴謙
經云左右者陰陽之道路也男女者陰陽之儀象也故陰陽和而萬物生夫婦合而男女形可見男女之生未有不本于陰陽之理者也褚澄以精血先後分男女東垣以日數奇偶分男女鳴謙以百脈齊到分男女皆爲理之未確丹溪議褚李之論爲未融而以易道之乾元資始坤元資生爲證衷全善嘆爲造極精微發前人之所未發若以子宮分左右而以兩歧辨男女之說夫子宮爲命門女子繫胞形如合鉢何嘗兩歧而分左右則是有兩子宮矣此說爲鑿空無據聖濟以左右陰陽分男女未嘗以子宮有左右之分也況男女交媾

時均有其精何嘗有血褚氏東垣丹溪俱以精血混言幾見男女媾精婦人以血施也前賢之論多謬故僭辨之蕭慎齋

脉候

婦人手少陰脉動甚者妊子也　陰搏陽别謂之有子　何以知懷子之且生也身有病而無邪脉也素問

内經言手少陰脉動甚者謂之有子陰搏陽别謂之有子曰動曰搏皆有力之象也而金匱復以陰脉小弱其人渴不能食無寒熱者爲妊娠二説何其相反耶蓋内經所云一謂手中之少陰腎脉血聚氣盛故脉動一謂陰得胎氣而强故陰脉搏指而陽脉反與之有别此皆於三月之胎診之始驗其

金匱所云者謂下焦之氣血驟爲胎蝕暫似有虧故脈小弱此惟於兩月左右驗之過此則不然矣是以下文有於法六十日當有此證句由是觀之二書似反而實同也然更以千金所云初時尺脈微小呼吸五至三月數之語合而參之斯得圓通之妙焉吴醫彙講

孕之脈數損脈亦數大略相似然損脈之數多兼弦澁孕脈之數必兼和滑當於幾微中辨其邪氣胃氣之異也婦人懷孕血留氣聚胞宫内實故脈必滑數倍常此當然也然有中年受胎及血氣羸弱之婦則脈細小不數者亦有之但於微弱中亦必有隱隱滑動之象此正陰搏陽别之謂也辨胎前

男女之法自古至今言多矛盾余以坎離之象定之庶得其要蓋坎爲天一之卦坎中滿陽在内也離爲地二之卦離中虚陰在内也得坎象者爲男得離象者爲女所以男脉多沉實沉實者中滿之象女脉多浮虚浮虚者中虚之象無論人之老少強弱脉之部位大小但因象察象無不響應然尤於兩尺爲最也　以左右分陰陽則左爲陽右爲陰以尺寸分陰陽則寸爲陽尺爲陰以脉體分陰陽則鼓搏沉實爲陽虚弱浮濇爲陰諸陽實者爲男諸陰虚者爲女庶爲定論張景岳

婦人經水二三月不來診其脉微滑而數略無間斷雖身有病而無邪脉即胎脉也辨男女法古人咸以左大爲男右大

爲女然多有素稟偏大偏小者惟寸口滑實爲男尺中滑實爲女最爲要訣如兩寸俱滑實爲雙男兩尺俱滑實爲二女右尺左寸俱滑實爲一男一女此屢驗也張氏醫通

選案

一婦年逾四旬形色頗實經水不調診兩手脉皆不應惟右關隱隱微動復細按經渠列缺穴分亦不應心甚怪之叩其夫曰前有孕時醫診亦言無脉後服八物湯幸産一子予曰此由稟賦無足怪焉可見天下之事變幻無窮難以理測脉經但道其常今兩手無脉不傷其生又不妨胎豈脉經所能論及耶此理之所無事之所有也汪石山

胎前

墮胎半產

論證

陽施陰化胎孕乃成血氣虛損不能養胎則胎自墮譬如枝枯則果落藤萎則花墜又或勞怒動火亦能墮胎正如風撼其樹人折其枝也沈氏尊生書

胎墮太多氣血耗甚胎無滋養故頻墮也譬之水涸而禾枯土削而木倒汪石山

妊娠少腹脹墜須防小產之患見紅即難安矣枝枯則果落急宜補腎架朽則鐘墮急宜補脾見聞錄

墮胎半產

驢馬有孕壯者近身則踢之名爲護胎所以絕無小產人之胎係胞中氣血養之靜則神藏若慾火一動則精神走泄火擾其中則胎墮矣可不慎哉產寶百問

凡保胎當養脾胃脾胃爲倉廩之官藏府之所禀受脉胎由之以滋養也胃屬陽明陽明者衝任之長也薛氏醫案

凡妊娠之數見墮胎者必以氣血虧損而然而虧損之由有禀質素弱者有年力衰殘者有憂怒勞苦而困其精力者有色慾不慎而損其生氣者此外如跌撲飲食之類皆能傷其氣血氣血有傷而胎可無恙者非先天之完固者不能而常人則未之有也且胎懷十月經養各有所主所以屢見小產

墮胎者多在三五七月之間下次之墮必如期而然正以先次傷此一經再値此經則遇闕不能過矣況腎以繫胞而腰爲腎之府故妊婦最忌腰痛痛甚則墜不可不防　凡小產有遠近其在二三月爲近五六月爲遠新受而產者其勢輕懷久而產者其勢重此皆人之所知也至若尤有近者則隨孕隨產矣盖胎元始肇一月如珠露二月如桃花三四月而後血脈形體具五六月而後筋骨毛髮生方其初受不過一滴之元津耳此其橐籥正無依根蔕何無地舉之則固決之則流故凡受胎之後極宜節慾以防泛溢盖明產者胎已成形小產必覺暗產者胎仍似水直溜何知　張景岳

墮胎半產

論治

婦人妊娠宜常服當歸散主之　妊娠養胎白朮散主之

婦人有漏下者有半產後因續下血都不絕者有妊娠下血者膠艾湯主之金匱

半產重於大產蓋大產如果熟自脱小產如生採破其皮殼斷其根蒂豈不重於大產但人輕忽者多治法宜補形氣生新去瘀若未足月痛而欲產者補中湯安之若產而血不止者人參黄耆湯止之若胎氣弱而小產者八珍湯固之薛立齋

墮胎與半產有别如一二三四月胎未成形而下者名曰墮胎五六七八月胎已成形而下者名曰半產總屬妊婦氣血

弱衝任虛以致胎元不固千金保胎丸一方最妙趙養葵以六味地黃湯加杜仲續斷五味子阿膠爲安胎之聖藥亦傳心之秘典也　墮胎血出過多者經脈損而衝任之氣虛不攝是不足也當大補氣血以固其脫墮胎血凝作痛者外邪乘而敗濁之血閉而不流是有餘也當導瘀消畜以溫其經不特墮胎爲然卽產後見是證亦宜以此法治之 蕭慎齋

叶孕三月兢兢自持至期必動醫家非涼血則固氣非升舉則利氣百藥不效其胎必墮皆由易于受而易于墮也究墮之之故果安在哉蓋胎繫于脾而根于腎其屢孕者相火之有餘也屢墮者相火之過旺也屢墮而不先不後者脾土主

有信也繆氏謂三月陽明脉養胎其人脾土素弱而相火摇揺風木侮之無故自落豈尋常意見所能補救者耶必也戒怒以舒肝却慮以安脾節慾以養腎然後用先君子豬肚丸藥清相火以實脾土土旺則四藏之氣皆旺精自生而氣自固不必慮難安易落之胎矣雖然藥宜早服于未孕之先莫遲服于已孕之後所謂未雨綢繆不治已病治未病也會心錄

古人用黄芩安胎是因子氣過熱故用苦寒以安之脾爲一身之津梁主内外諸氣而胎息運化之機全賴脾土故用白术以助之然惟形瘦血熱營行過疾胎動不安者乃爲相宜若形弱氣衰胎常下墜者非人參擧之不安形實氣盛胎常

不運者非香砂耗之不安，血虛火旺腹常急痛者非歸芎養之不安，體肥痰盛嘔逆眩暈者非苓半豁之不安。凡此皆治母氣之偏勝也。若因風寒所傷而胎不安者，則香蘇散、葱豉湯量所宜用；伏邪時氣，尤宜急下。凡此俱安胎要訣。下藥中獨芒硝不可犯。張飛疇

安胎固胎養胎，必當察其由來，分其胎之所損，在氣在血，何者之虛，胎與母病孰先孰後，方制君臣佐使，各適其宜，豈可守一定之方，執而不通耶？推求師意

脉候

寸口脉弦而大，弦則爲減，大則爲芤，減則爲寒，芤則爲虛，虛

墮胎半產

寒相搏此名曰革婦人則半產漏下張仲景

附方

豬肚丸

人參　苦參　丹參　元參　沙參

扁豆　石斛　白芍　芡實　蓮肉

山藥　茯苓　甘草　鍋焦

用雄豬肚一具洗淨將藥裝入蒸熟搗爛焙乾爲末蜜丸

每早滾湯下五錢

臨產

將息

妊娠臨月當安神定慮時常步履不可多睡飽食過飲酒醴產時不可多人喧鬧若見漿水腰間痛甚是胎已離經方可用藥催生坐草婦人良方

保護

冬月天冷產母經血得冷則凝致兒難生故冬月產者下部不可脫去綿衣坐臥寒處須要房內圍爐令產母身背向火腰腹腿膝和煖血得熱則流通兒易生也　夏月產者須要

温凉得所不可恣意取凉傷損胎氣房内不可人多熱氣逼
襲致令産母心煩血熱沸騰而有鬱冒衝暈之患楊子建

産候

産候有十一曰正産二曰坐産三曰臥産四曰横産五曰逆
産六曰偏産七曰礙産八曰盤腸産九曰熱産十曰凍産良方
臨産異言一曰睡二曰忍痛三曰慢臨盆　孕婦臨月腹痛
或作或止者名曰弄胎非正産之候或腹雖痛而腰不甚痛
者非正産之候胎高未陷下者非正産之候穀道未挺迸者
非正産之候水漿未破血未出者非正産之候漿血雖出而
腹不痛者非正産之候且令扶行熟忍不可坐草達生編

欲產之時覺腹內轉動當正身仰臥待兒轉身向下試捏產
母手中指中節跳動方與臨盆即產矣薛立齋

用力及時

臨產必俟臍腹痛極腰間重痛眼中如火穀道迸急胞水與
血俱下脈見離經此時子已出胎產母才可用力馮氏錦囊
或曰大便亦須用力如何生產不用力不知大便呆物必須
人力小兒自會轉動不但不必用力而且切忌用力蓋小兒
端坐腹中及至生時垂頭轉身向下腹中窄狹他人有力難
助須聽其自家慢慢轉身逼到產門頭向下脚向上倒懸而
出若兒未轉身早妄用力一逼則脚先出俗贈美名曰脚踏

臨產

蓮花或轉身未定早妄用力一逼則横臥腹中一手先出又名之曰討鹽生即或轉身向下未得條直用力逼早或左或右偏頂腿骨而不得出此等弊病皆由時候未到妄自用力故也然亦非全不用力但用力只須一盞茶時耳即如大便未到肛門縱然用力亦不能出況於人乎　臨産小兒力盡不能得出宜令産母安睡使兒在腹亦安睡歇力少刻自生蓋小兒向下時而大人坐立則倒懸矣豈能久待今大人睡下兒亦睡下有何妨礙或曰悶壞奈何曰他在腹中十個月亦悶壞今片時乃得悶壞乎　臨産誤用力以致横生倒産急令産母安睡用大劑加味芎歸湯服之將手足緩緩托

入再睡一夜自然順生（達生編）

穩婆

穩婆須擇老成忠厚預先囑咐之及至臨盆務令從容鎮靜不得用法催逼嘗見有穩婆忙冗性急者恐顧此失彼因而勉強試湯分之掐之逼之使下多致頭身未順而手足先出或橫或倒爲害不小若未有緊陣不可令其動手又或有生息不順及雙胎未下之類但宜穩密安慰不可使産母聞知恐驚則氣散愈難生下又嘗見有好詭之婦故爲哼訝或輕事重報以顯己能以圖酬謝因致産婦驚疑害尤非細（景岳全書）

催生

臨産

妊娠胎元完足彌月而產熟落有期非可催也所謂催生者亦不過助其血氣而利導之耳直待臨期乃可用脫花煎滑胎煎或經日久產母困倦難生俱宜服滑胎煎以助其氣血其有氣虛無力艱於傳送者必用獨參湯接濟其力皆爲催生要法若期未至而妄用行氣導血等劑以爲催生亦猶摘花蕊之萼揠宋人之苗耳景岳全書

催生大法滑以流通滯澁苦以驅逐閉塞香以開竅逐血氣滯者行其氣胞漿先破血乾者固其血女科大全

預備藥餌

山未上山

花蕊石散治血入胞衣脹大不能下或惡露上攻佛手散治血

虛諸證加味芎歸湯入龜版治交骨不開萆麻子塗足心治胎衣不下失笑散治惡露腹痛酥油調滑石塗產門爲滑胎之聖藥清魂散治血暈平胃散入朴硝化死胎皆臨產要藥宜預備也若氣血虛衰又當以八珍湯十全湯主治婦人良方

臨盆服藥

或問臨盆服藥有益無損否曰安得無損即以鼠兔二九合回生丹言之皆世俗臨盆習用之藥也鼠兔例用香竄產時百脈開解氣血既虛服此益加耗散兔出而香未消其損多矣更令毛竅開張招風入內禍不可言回生丹以大黄紅花爲君其餘亦多消導血已虧而又破之遺患無窮又問然則

臨產

總無可用之藥平白有只須加味芎歸湯佛手散二方用之不盡矣蓋產時全要血足血一足如舟之得水何患不行二方皆大用芎歸使宿血頓去新血驟生且藥味隨地皆有真正有益無損世人求奇好怪豈不可歎（逆生篇）

難產七因

一因安逸蓋婦人懷胎血以養之氣以護之務宜時常行動令其氣血周流胞胎自然活動若久坐久臥則氣不運行血不流胞胎亦呆滯而不活動故令產難常見田野勞苦之婦忽然腹痛立便生產可知　二因奉養蓋胎之肥瘦氣通於母母之所嗜胎之所養如恣食厚味不知減節故致胎肥

難產常見糟糠之婦容易生產可知 三因淫慾 古者婦人
懷孕即居側室不共夫寢以淫慾最所當禁也蓋胎繫胞中
全賴氣血育養靜則神藏若情慾一動則氣血隨耗火擾於
中則血氣沸騰三月以前犯之則易動胎三月以後犯之一
則胞厚難產一則胎元漏洩子多肥白不壽更兼瘡毒痘毒
疾厄多端且人與物均稟絪縕之氣以生然人之生子不能
胎胎順個個存而馬牛犬豕胎胎俱易個個無損者何也蓋
馬牛犬豕一受胎後則牝牡絕不與交而人受孕不能禁慾
矧有縱而無度者也 四因憂疑令人求子之心雖切而保
胎之計甚疎往往問卜禱神致令產母常懷憂懼心懸氣怯

臨產

是以産難　五因軟怯如少婦初産神氣怯弱子户未開且更腰曲不伸輾轉傾側以致兒不得出又有中年婦人生育既多氣虚血少生亦艱難　六因倉皇有等愚蠢穩婆不審正産弄産但見腹痛遽令努力産婦無主只得聽從因此横生倒生子母有傷皆由倉皇之失也　七因虚乏母當産時兒身未出用力太早及兒欲出母力已乏産户乾澁故爾産難速以補血催生湯投之或保産萬全湯亦妙馮氏錦囊

選案

丹溪曰方書瘦胎飲一論爲湖陽公主作也予族妹苦難産視其形肥而勤於鍼黹構思旬日忽悟曰此與湖陽公主相反

彼奉養之大其氣必實耗其氣使之和平故易產今形肥知其氣虛久坐知其不運當補其母氣則兒健而易產矣令其有孕至五六月與紫蘇飲加補氣藥十數劑得男甚快按同一難產而有虛實之別補氣之大反從瘦胎飲悟出可見讀書不可泥也吳醫彙講

救生三法

一有門戶俱正兒亦露頂而不下者因兒轉身肚帶攀其肩也名曰礙產其法令產母仰臥輕輕推兒向上以手中指按定兒肩去其肚帶候兒順正用力送下　二有生路未正被產母用力一逼令兒偏拄左右腿畔兒頭在產戶不下但云

臨產

兒已露頂然非頂也乃額角耳名曰偏産其法亦令産母仰
臥以手輕輕推兒近上扶其頭頂端正用力一逼即下　三
有頭之後骨偏拄穀道兒乃露額名曰根後其法以棉衣裹
手急於穀道外旁輕輕推將兒頭令正然後用力逼下或用
膝頭令産母抵住亦可　三産之難皆由産母曲腰眠臥用
力太早所致三手法非穩婆老練細心者不能爲也馮氏錦囊

胞衣破

胞漿先破惡水來多胎乾不下先與四物湯補血次煎濃葱
湯洗其産戶令氣上下通暢更以酥油滑石塗其産門女科大全
未産胞衣先破其因有二有因母質薄弱胞衣不固因兒轉

動觸破者此氣血之虛也有因兒身未轉坐草太早用力太過而胞先破者此舉動之傷也除服四物八珍并葱湯洗陰户外或用黄耆芎歸數斤釜煎藥氣滿室使産母口鼻吸受亦良 景岳全書

交骨不開

交骨不開者陰血虛也用加味芎歸湯龜屬至陰板則交錯相解故用之 薛氏醫案

盤腸生

盤腸生者因産母平日氣虛臨時用力努掙渾身氣血下注腸隨兒下一次如此下次路熟又復如此若能等待瓜熟蒂

臨産

落何得有此怪異 編達生

臨産母腸先出子生而腸未收法宜盛以潔淨漆器濃煎黄耆湯浸之腸即收上又法以蓖麻子四十九粒研爛塗母頭頂腸收急洗去 張景岳

盤腸生是必産母氣血虚弱因而下脱當用補氣血之藥佐以升提則腸自收大劑參耆芎歸加升麻主之有以醋水噴面使婦人驚寒則氣提腸縮然恐驚則氣散寒則血凝腸愈難收反致他病不若用皂角末吹鼻嚏作自上爲穩 李太素

覓鹽生

将産兒手先出者名曰横生足先出者名曰倒生又相傳手

出者名曰覔鹽生此亦有理人未講明蓋鹽主收斂緊縮又醃肌肉疼痛兒手得鹽且痛且縮自然轉身順下覔鹽之名本扵此也其法如手足先出者急令産母仰臥略以鹽塗手足心仍以香油抹之輕輕送入即便自轉順生不可任其久由欠則手足青硬難以送入而子命傷矣亦不可妄用催生方藥蓋手足之出非藥可治又切勿誤聽兇婦用刀斷割倘一斷割則子必腹中亂攪而母命傷矣

胞衣不下

胞衣不下有二有因惡露入衣脹而不出有因元氣虧損不能送出惡露流衣中者腹必脹痛用奪命丹或失笑散以消

臨産

瘀血緩則不救元氣虛弱不能送出者腹不脹痛用保產無憂散以補固元氣或用蓖麻子一兩研膏塗母足心衣下即洗去　又法以本婦頭髮攪入喉中使之作嘔則氣升血散胞軟自落凡胞衣不出者多死授以此法甚效景岳全書

胞衣不下古方用花蕊石散但恐石藥非腸胃虛者所宜莫若生化湯萬全二方選而用之亦有用佛手散加紅花益母香附山楂陳皮牛膝煎成沖童便服更妙馮氏錦囊

胞衣不下總是臨盆過早之故當產之時骨節開張壯者數日而合怯者彌月方合合不待其開而強出之故胎出而骨眼隨閉以致胞衣出不及耳不必亂藥驚惶可用粗麻線將

臍帶繫住又將臍帶雙折再繫之一道以物墜住再斷臍帶過一日其胞自萎縮乾小而下累驗（達生編）

三忌候

欲產之婦脉離經沉細而滑也同名夜半覺痛應分娩來日午候定知生（脉訣）

難經曰一呼脉三至曰離經是陽加于陰也一呼脉一至亦曰離經是陰加于陽也葢由胎動于中是以脉亂于外故知其欲產　沉細而滑乃腎臟本脉之形腎繫胞胎故見此脉者亦與離經同也（胎產秘書）

欲產之脉曰離經或曰沉細而滑或曰散亂無根皆非的論

臨產

離異也經常也脉異乎常謂之離經與本人平日之脉不同
與常人平日之脉不同皆是也醫參

產後

總論

婦人新產有三病一者病痙二者病鬱冒三者大便難何謂也師曰新產血虛多汗出喜中風故令病痙亡血復汗寒多故令鬱冒亡津液胃燥故大便難金匱

凡診新產婦先審少腹之痛與不痛以徵惡露之有無次審大便之通與不通以徵津液之盛衰再審乳汁之行與不行及乎飲食之多少以徵胃氣之充餒必先審此三者以脈參證以證合脈脈證相符治之必愈　產後之病有三血虛火

動爲煩躁發熱之病一也虚火上載敗血妄行為頭暈腹痛之病二也脾胃虚弱飲食過傷爲泄瀉痞滿之病三也張氏醫通

凡産後危證莫如三衝三急三衝者敗血衝肺衝心衝胃也三急者嘔吐泄瀉多汗也其用藥則有三禁禁佛手散以川芎能發汗也禁四物湯以地黄能作瀉也禁小柴胡湯以黄芩能阻惡露也張飛疇

治胎産病當從厥陰證論之無犯胃氣及上二焦是為三禁謂不可汗不可下不可利小便發汗則同傷寒下早之弊利大便則傷脾利小便則内亡津液詳諸此説雖為産育之大旨然病變不同倘有是證則不得不用是藥所謂有病則病

受之經常之法固不可不知而應變之權亦不可執也保產機要
產後有二病一曰惡血脹逆二曰元氣虛脫如小腹脹痛惡
心發熱此惡血未盡附血脹也必宜破血行血若冷汗作瀉
少食懶言附元氣虛脫宜大補元氣甚者加附子以行參耆
之力從氣易於復元一屬血之有餘一屬氣之不足攻補少
差必至危殆時醫治產後諸病不論有餘不足概用破血行
血之劑千人一律惡血阻逆者獲效元氣虛脫者必危山余傳
或問丹溪云產後當大補氣血爲主雖有雜證從末治之又
云產後中風不可作中風治而用風藥然則產後不問諸證
悉宜大補氣血可乎曰詳主末二字其義自明虛而無他證
產後

者合宜大補氣血或因虛而感冒風寒者補中兼驅風或因脾虛食傷者補中加消導或因惡露未盡者必先逐去瘀血然後用補經曰急則治標緩則治本主末二字即標本之意也

或問産後諸疾古方多用四物湯而丹溪獨謂芍藥酸寒伐生發之氣禁而不用何歟曰新産之婦血氣俱虛故産後諸病多不利于寒凉惟宜甘温以助資生之化源也先哲製四物湯以芎歸之温佐地芍之寒是寒温適中爲婦人諸病之妙劑若用于産後必取芍藥以酒炒去酸寒之性但存生血活血之能丹溪慮彼俗醫鹵莽不製而用之故特舉其害之由以戒之耳　虞天民

按丹溪云芍藥酸寒大伐生氣產後忌之此言過也夫芍藥之寒不過于生血藥中稍覺其清耳非若芩連之大苦大寒可比也從芍藥猶忌如此則知之更寒者尤爲不可用矣每見產家過慎或因太煖或因年壯飲食藥餌補之過度以致動火病熱極多若盡以產後爲虚必須皆補豈盡善哉且芍藥性清微酸而收最宜于陰氣散失之證豈不爲產後要藥乎

產後有不虚證者或其人年少當時或素耐辛勞之質此輩本無不足一旦受孕腹中參入此物血氣壅塞爲脹爲嘔是皆添設有餘及其既產所留得去仍復故吾常人之產此類極多何虚之有然或內傷外感產後之病難保必無倘

有所犯去之卽愈卽臨盆帶去血氣未免暫見耗損然以壅滯之餘不過護胎隨從之物去者當去生者旋生何至是產皆虛也凡此但當因證施治若執云產後必當大補氣血則實實之病有所不免矣　產後有全實證者如外感風寒頭痛身熱便實中滿脉緊數洪大有力者此表邪之實證也又火之盛者必熱渴躁煩便結腹脹舌焦喜飲眼眵尿赤脉見洪滑此內熱之實證也又鬱怒動肝胸脇脹痛大便不利脉弦而滑此氣逆之實證也又惡露未盡瘀血上衝腹痛拒按大便難小便利此血逆之實證也又凡富貴之家保護太過或過用參耆以致氣壅或過用糖酒以致內熱此調攝之實

證也又或因産過食以致停畜不散此内傷之實證也以上諸說姑舉其概然既有表邪則不得不解既有火邪則不得不清既有内傷停滯則不得不爲消導且人有強弱産有虛實病有眞假治有逆從不可同日語也張景岳

良大云産後以去敗血爲先血滯不快乃成諸病夫産後元氣既虧運行失度不免瘀血停留治法必先逐瘀瘀消然後進補今人治産後諸病不問虛實遽用補劑以致瘀血攻心而死愼之葉以濟

産後服生化湯加人參須崩暈形脫者宜之若無此證則不可加若有血塊痛甚止加紅花肉桂不可遽用補藥單養賢

產後

血暈

婦人分娩昏冒瞑目因陰血暴亡心神失養心與包絡君火相火也得血則安亡血則危新産昏冒瞑目是陰血暴亡虛火上熾不能鎮撫也但補其血心得血養神自安矣李東垣

如敗血入肝惡露上攻皆由瘀血爲患此血暈之屬有餘也治當行血逐瘀若陰血暴亡虛火上升皆由腹中空虛所致此血暈之屬不足也治當滋陰降火但滋陰不可用地芍降火不可用苦寒蕭慎齋

産後血暈有虛實之異實者瘀血之假實也虛者氣血之眞虛也夫血由氣化氣行則血行氣滯則血阻是血隨氣而流

轉者也胎下之後陰血暴行氣分驟虧失于運動故將下未了之血停畜成瘀上衝胸腹因而作痛斯時頭暈眼花劇則人事昏憒牙關不開外治宜燒漆器或熏醋炭內治宜生化湯或失笑散體素陰虛者加童便體素陽虛者加肉桂甚者加人參俗惑用參瘀反不行之說印定眼目以致氣陷而脫者多矣此假實之證也若去血過多氣孤無偶察其外證眼合口張面白手撒氣出多而入少手足冷而厥逆冷汗自出脈細如絲或浮大無根此腎氣不納而肺氣不主根本搖搖氣虛欲脫之象治宜血脫益氣陽生陰長急用人參兩許而以歸地薑附佐之庶可救垂危于欲絕此眞虛之證也會心錄

產後

敗血上衝

敗血上衝有三或歌舞談笑或怒駡坐卧甚則踰牆上屋者此敗血衝心也多死治用花蕊石散如雖悶亂不致顛狂者治用失笑散加鬱金若飽悶嘔惡腹滿脹痛者此敗血衝胃也治用平胃散加薑桂不應送來復丹若嘔逆腹脹血化爲水者治用金匱下瘀血湯若面赤嘔逆欲死或喘急者此敗血衝肺也治用人参蘇木飲甚則加芒硝以蕩滌之大抵衝心者十難救一衝胃者五死五生衝肺者十全一二（張氏醫通）

惡露不淨

凡看產後病須問惡露多少有無此要語也夫新產惡露屬

養胎餘血兒既產氣血旺者惡露隨之而下氣血弱者阻碍
小腹爲病上攻則爲血暈畜瘀則爲兒桃心腹痛及瘕癥積
聚四肢腫滿血鼓諸證彭用光
前證若肝熱不能生血者用六味丸肝虛不能藏血者用逍
遙散脾虛不能攝血者用六君子湯氣陷不能統血者用補
中益氣湯脾經鬱熱血不歸源者用加味歸脾湯脾經怒火
迫血妄行者用加味四物湯氣血兩虛者用十全大補湯肝
經風邪其血沸騰者用一味防風丸薛立齋
產後惡露大約以一月爲期如不及一月而止者氣血虛也
如踰一月而淋瀝不絶者非氣虛不能攝血即肝脾二經有
產後

虧大全以爲經血虚損是矣然又主於臟腑挾宿冷所致夫血得熱則行得冷則凝豈有惡露不絶反爲寒冷致病之理立齋以爲肝脾鬱熱怒火此誠善悉病機者也蕭慎齋

選案

一婦人產後惡露不淨至六七日鮮血奔注發熱口渴脇痛狂叫飲食不進或用四物湯或用山楂青皮延胡等行血藥卒無一效切脈洪大而數予曰此惡露未盡留泊血海新化之血迷失故道不去留利瘀則以妄爲常曷以御之遂用醋製大黄一兩生地黄一兩桃仁泥五錢乾漆三錢或曰產後大虚藥毋峻否予曰生者自生去者自去何虚之有第急飲

之熟寐竟夜次早下黑血塊數升諸病如失復用補中益氣調理而安 己任編

產門不閉

產門不閉者多由血氣虛弱不能收攝故也宜十全大補湯又有初產陰户腫脹焮痛而不閉者宜加味逍遙散但腫而不閉者宜補中湯加五味子切忌寒凉之藥 陳良甫

產後諸證總以氣血大虛爲治況陰挺下脱玉門不閉乎閱丹溪立齋醫案有產户下物如手帕者有如合鉢者有二歧者有出肉線者有子宫損落者凡此皆屬氣虛血脱之故其立方處治不過參耆歸地加以升提收濇臨證神而明之 慎齋

產後

産門不斂用香油數斤燉温傾入盆内令産婦坐油中一食頃另用皂角末吹鼻取嚏卽收丹溪心法

選案

一婦産後産門不閉垂下肉帶一條約長尺餘腰痛不能轉動醫疑小腸未收誤用華麻子貼頂神昏喘嘔命在須臾予謂此帶脉下也與回天飲加白果升麻樗皮服二劑喘定嘔止帶亦收入再與佛手散加蛤蜊㽔末産門始閉程華仲

一婦産後水道中垂出肉線一條長三四尺動則痛絶令先服失笑散次用生薑三斤擣爛入香油二斤炒乾爲度用絹兜起肉線屈盤水道邊以熱薑熏之薑冷再炒一日卽縮二

日收盡服芎歸湯調理而愈肉線一斷則不可救丹溪心法

瘀血流注經絡

産後血洩過多氣因血耗不能逐瘀下出流注經絡阻塞關節證見惡寒發熱或腫或痛醫家不明其故概以風寒畜滯目之藥非表散即是消導豈知血因散而益虧氣因消而益弱變證危矣余每過此證急培其氣血俾脈中脈外營衛之氣得以通暢流行而在經在絡畜積之瘀不待攻逐而從外自走成膿而潰者有之故道而出者有之若一味逐瘀不救根本未有能生者也即體氣稍實法宜攻補兼施或先補後攻或先攻後補是在臨證之權衡也經曰營氣不從逆于肉

産後

理今瘀血逆于腠理其爲營氣不從乃此證之確據乎會心錄

中風

産後風續之數十日不解頭微痛惡寒時時有熱心下悶乾嘔汗出雖久陽旦證續在耳可與陽旦湯　産後中風發熱面正赤喘而頭痛竹葉湯主之金匱

陽旦湯爲桂枝湯加附子人多疑之以爲無所本試觀此條之用陽旦治風與後條竹葉湯中加附子治風則陽旦湯雖爲桂枝湯加附子明矣無熱之陽虚感風陽旦湯正治也有浮熱而陽虚感風竹葉湯之治也竹葉湯中且用附子以治風况桂枝湯之義原爲助陽氣除邪風之用乎孰謂仲景原

文明言因加附子參其間而謂非加附子乃加黄芩也魏荔彤

傷食

凡遇產後發熱須問飲食有無傷積如見飽悶惡食泄瀉等證作傷食治若飲食調者亦用補血正法王節齋

類傷寒

產後類傷寒三陽證惡寒發熱頭痛毋認爲太陽證頭痛寒熱脇痛毋認爲少陽證潮熱自汗大便不通毋認爲陽明證蓋由氣血兩虛陰陽不和而類外感若重發汗則虛虛之禍至矣產後類傷寒三陰證腹滿嗌乾勿認爲太陰證口燥舌乾而渴勿認爲少陰證汗出譫語便秘勿認爲胃中有燥屎

產後

宜下證凡此數者多由勞倦傷脾運化艱難氣血枯竭腸腑燥結乃虛證類實所當補者也會心錄

新產有傷力發熱有去血過多發熱有惡露不淨發熱有三日蒸乳發熱有早起勞動飲食停滯發熱狀類傷寒一切要仔細詳辨不可輕易發汗大抵產後氣血空虛妄汗則變筋惕肉瞤鬱冒昏迷搐搦便秘其害非輕吴蒙齋

發熱

產後有外感發熱者蓋臨盆之際露體用力寒邪乘虛感之最甚證見頭疼身痛憎寒發熱或腰背拘急脉見緊數然不過隨感隨病略加解散即痊勿謂產後不宜表散但當酌其

虚實而用得其宜耳 景岳全書

產後血虚陽無所依浮散於外故多發熱之證宜四物湯加炮薑之苦温從治收其浮散之陽使歸於陰若血氣俱虚惡寒發熱煩躁作渴宜十全大補湯若血虚至夜發熱小腹腰脇作痛宜四物湯加黄耆肉桂若面赤作渴宜當歸補血湯然產後脾胃多虚每有傷食發熱者愼勿作血虚治 張氏醫通

產後陰血暴亡必大發熱若以凉藥治之必斃急用獨參湯或當歸補血湯使無形生出有形陽生陰長之妙 產後發熱治用參耆芎歸而以黑薑爲佐者引血藥入氣分而生新血耳 胎前原有陰大產後去血過多見出發熱煩躁汗出

產後

等證若依前法大補氣血其證必甚當用逍遥以清肝火養肝血此因血去多肝虚血燥勿泥氣血俱虚之論也趙養葵

產後發熱用藥專以温補爲主亦非確論大約產後之熱宜從陽引陰反佐從治者居多以陰血驟虧孤陽外越非用温補則虚火不藏所謂甘温能除大熱者也倘其人陽有餘陰不足之體泥于甘温退熱之法薑桂參附多進陰益虧火益熾熱愈不退又宜從陰引陽壯水正治右人謂芍藥酸寒産後忌用景岳謂陰氣散失正當用之此眞知陰可維陽水可制火者也總之大生陰陽互根不可偏勝一味温熱知有陽而不知有陰矣

產後發熱氣血兩虚者居多藥宜甘温亦

有陰虛生熱者藥宜壯水先君子治產後壯熱發狂用附子一錢人參一兩童便一杯一劑霍然此甘温能除大熱也余治姪女產後陰虛發熱口渴面赤用六味湯加童便一劑成功此壯水之主以鎮陽光也 會心錄

寒熱

寒熱往來雖爲少陽經病然於產後見之則屬陰陽兩虛營衛不和當遵丹溪大補氣血爲治非小柴胡可同例也 蕭慎齋

產後有因氣血虛弱脾胃虧損而發寒熱者此皆不足之證經云陽虛則惡寒陰虛則發熱若兼大便不通尤屬氣血枯槁切禁發表降火若寸口脈微爲陽不足陰氣上入陽中而

產後

惡寒用補中湯加薑棗發越之若尺部脉弦爲陰不足陽氣下陷陰中而發熱用六味丸加肉桂收攝之張氏醫通

頭痛

産後頭痛屬氣虛者用補中湯屬血虛者用四物湯氣血俱虛者用八珍湯風寒所傷者用補中湯加川芎蔓荆子薛氏醫案

産後頭痛雖有風寒而本之血虛者其原也惟大劑芎歸養血血行則風自滅蕭慎齋

腹痛

産後腹中㽲痛當歸生薑羊肉湯主之　産後腹痛煩滿不得卧枳實芍藥散主之假令不愈者此爲腹中有乾血着臍

下宜下瘀血湯主之金匱

產後腹痛有虛實之分實者有惡露不淨有乾血瘀滯有食傷裹血虛者有氣弱寒阻有血虛空痛自當審因施治虛者固宜補氣補血實者亦未可以峻攻重虛其虛也蕭慎齋

產後腹痛最當辨察虛實血有留瘀而痛者實痛也無血而痛者虛痛也大都痛而且脹或上衝胸脇或拒按而手不可近者皆實痛也宜行之散之若無脹滿或喜揉按或喜熱熨或得食稍緩者皆屬虛痛不可妄用推逐　產後多有腹痛摸之亦有塊按之亦拒手古謂兒枕指爲胞中之宿血此大不然夫胎胞俱去其血豈能獨留蓋子宮蓄子既久忽爾相

產後

離血海陸虛所以作痛胞門受傷必致壅腫所以亦若有塊而實非眞塊腫既未消所以亦頗拒按但宜安養其臟不久即愈惟殿胞煎最妙張景岳

腰痛

胞胎繫于腎腰者腎之外候産後勞傷腎氣損動胞絡屬虛者居多雖有風冷滯血亦必兼補眞氣爲要蕭慎齋

脇痛

産後脇痛若肝經血瘀用元胡索散肝經氣虛用四君湯加柴胡肝經血虛用四物湯加柴胡腎水不能生肝水用六味九肺金剋制肝木用瀉白散薛立齋

瘧疾

瘧病在夏秋之交本風寒暑溼四氣之感而產後之瘧雖有外邪當從虛治陽虛則外寒陰虛則內熱陰陽兩虛則寒熱交作治宜大補氣血爲主一切治瘧諸大槪不可施立齋以補胃氣立論誠得治瘧之本若以草果飲爲佐則失矣蕭慎齋

痢疾

產後下利虛極白頭翁加甘草阿膠湯主之金匱

產後痢疾有三一因胎前患痢產後不止昔人謂七日必死之候若產婦壯實元氣未敗脈有胃氣能飲食者宜伏龍肝湯隨證治之二因產時臍腹受冷飲食不化下痢腹痛或惡產後

露不行者宜理中湯白多加吴茰木香赤多加當歸肉桂三因産後誤吞生冷或臨産飲食過飽瀉痢齊作亦宜理中湯間有熱痢後重者宜白頭翁湯加甘草阿膠清理之如惡露未淨痢久不止腹痛後重者宜補中湯升舉之大抵産後下痢惟顧元神調和氣血則積滯自下惡露自行不然較妊娠更難照顧也張氏醫通

泄瀉

産後泄瀉其因有五一因胎前泄利未止産後尤甚一因臨産過傷飲食産後滑脫一因新産驟食肥膩不能尅化一因新産煩渴恣飲水榖混亂一因新産失護藏府受冷致瀉之

由雖異一皆中氣虛寒傳化失職竝宜理中湯爲主張氏醫通

產後泄瀉一證有外因食滯是也有内因脾腎虛是也夫胎繫于脾脾中之氣血已爲胎所耗產後脾失健運之常復又食物不愼以致中焦不化而噫氣噯腐腹中腸鳴大便下泄矣體實者用平胃散加減服一二劑不可多進體虛者用長生活命湯百試百效此治外因者也若内因傷在脾腎最爲惡證蓋脾司倉廩爲後天之根本脾中血虛生火則暴注下迫疾走大腸脾中氣虛生寒則運行失職完穀不化產後血氣内空食飲入胃不能變化精微升清降濁而時時頻泄未免下多陰亡泄久陽亡之患矣至於腎爲生氣之原火能生

產後

土爲人生立命之根蒂產後去血過多則傷腎中之陰氣因
血耗則傷腎中之陽陰虛者火必刑金上逆作咳肺虛者熱
移大腸下迫作泄醫家不知有腎陰虧虛泄瀉之證一味補
土未見奏功若認夾食更爲庸俗益陽虛泄瀉必命火衰微
而眞氣不固非如陰虛有火者脉細數面赤口渴爲異也況
陽虛脉必細遲而微或空大而虛面色必慘淡手足必冷而
浮腫自有脉證虛寒之眞象可見也治脾陰虛而有火者嘉
禾飲治脾氣虛而無火者六君湯治腎虛而有火者六味加
人參湯治陽虛而無火者八味加人參湯倘服此不應四神
丸用參湯吞下再用枯礬附子五倍子研末和麪人唾作餅

貼於臍中無不立驗此治内因者也心鑑錄

產後泄瀉責在脾虚不可用利水藥而致脾腎皆虚治宜補中益氣湯加白芍如兼發熱口渴者乃陰竭也用六味丸煎六君湯或人參湯下蓋瀉多則亡陰故兼發熱口渴然因瀉而熱渴其原由於脾傳腎故用六君參湯下六味丸此標本兼治之義也高鼓峯

嘔吐

嘔吐有虚實而產後之嘔吐虚者十居其九夫產後脾胃必虧虚而熱者則食入即吐虚而寒者則食久反出然亦不可拘也倘其人平素脾胃本虚加之產傷氣血脾陰枯而胃陽

產後

敗忽然食入即吐手足冷冷汗出氣促不接脉細如絲此乃
胃絶之候可遂謂其暴吐爲火乎即令吐酸雖屬有火而產
後多責胃寒必須切脉之遲數有力無力然後虚實可分有
火而吐者宜扁豆穀芽沙參丹參石斛陳壁土之類無火而
吐者宜人參白术茯苓黑薑肉桂炙甘草之類雖然胃者胃
之關脾胃之病必推原於腎腎氣壯則水穀入胃散精於肺
而變化精微腎氣虧則完穀不化陽火衰弱而不生脾土幽
門少運動之機下不通而勢必上逆矣又有腎陽無根内真
寒而外假熱虚火上衝胃口因而嘔吐不休者使非理中湯
入味湯重加人參引火歸原而吐未必定也或謂敗血阻於

脾胃不能納水穀而生吐逆此說雖亦中病情第敗血之阻亦由元氣之虧宜用生化湯二陳湯加入參澤蘭丹參之屬數劑可愈若用香砂延胡等藥非其治也大約吐而輕者救在脾吐而重者救在腎舍此他求豈足謂之善哉會心錄

選案

東青巷汪姓婦產後病嘔吐醫初以爲食滯也用消食之藥不應又以爲氣滯也用寬中行氣之藥亦不應又以爲中虛也用六君理中之屬俱不應因請予診問其中脘若有阻否曰然惡露早淨否曰然予曰此蓄瘀爲病故一切止吐之藥不效也先投生化湯倍黑薑一劑瘀動吐稍定再於湯中加

產後

入和胃之品其吐乃止汪廣期

呃逆

產後呃逆有寒熱虚實之不同寒者宜丁香薑桂熱者宜柿蒂竹茹虚者宜人參附子實者宜香附橘皮誤施則有噬臍之悔薛立齋

經云病深者其聲噦噦即呃逆也諸病見之皆爲惡候况產後犯此有虚無實有寒無熱明矣立齋必兼熱實論殊謬然考古方治呃逆有兼敗血畜瘀用丁香豆蔻散煎桃仁吴茱萸湯下者病機又不可不知蕭慎齋

咳嗽

產後咳嗽或因陰血被損或因肺氣受傷或因陰火上炎或因風寒外感治法不一若陰血虛者用四物湯加阿膠肺氣傷者用四君湯加桔梗陰火上炎者用六味湯加麥冬五味風寒外感者用補中湯加桔梗紫蘇薛立齋

喘

產後發喘最爲惡候蓋產後血亡氣脫以致呼吸喘急氣不接續雖主氣之司不斂實氣化之源不納根本動搖陽孤無偶非同相火偏勝銷灼肺金之比也夫肺葉開而生脹臥則頭向後而肺葉貼背礙氣道之路故壅塞難容坐則頭向前而肺葉離虛讓氣道之路故呼吸稍緩誠以血海空虛子午

產後

不交非大補真陰塡實下元不能挽回垂絶第陰血暴脱眞
氣上越草木一時難生有形之血不若重進參附歸地及胞
萁河車之屬急生無形之氣且同類有情血肉爲補庶無根
之焰漸漸歸原而相傅之官清肅下行矣倘惡露未盡敗血
停凝上熏肺金亦令人喘者須進人參生化湯逐瘀于補元
之中元氣回而瘀血自通矣若其人平素原有哮喘之疾因
胎下偶受外風舊疾復作者宜金水六君煎主之難經曰呼
出心與肺吸入腎與肝今産後呼出多而吸入少元氣無主
大補猶恐不回而醫家不悟仍以表散之藥投之是耶非耶

會心
錄

煩渴

血乃周身之津液產婦去血過多陰虛火旺因而煩躁發渴者治宜滋陰降火消瘀加童便爲主童便味鹹而性就下故能降火消瘀所謂濁陰走下竅是也蕭慎齋

前證若去血過多虛火上炎者用四物湯入童便加麥冬丹皮胃虛有熱者用竹葉黃耆湯血虛發熱者用四物湯加麥冬五味血脫煩躁者用當歸補血湯胃氣虛弱者用七味白术散薛立齋

痓

瘛者筋脈拘急也瘲者筋脈弛縱也肝主筋藏血肝氣爲陽

產後

爲火肝血爲陰爲水產後瘛瘲由於陰血去多陽火獨熾筋
失榮養虛極生風治用八珍湯加丹皮鉤藤以生陰血則風
熄火退而愈若肝經血虛者用逍遙散加鉤藤肝脾兩虛者
用四君湯加芎歸丹皮鉤藤益血生於至陰至陰者脾土也
若肌體惡寒脉微細者此爲眞狀若脉浮大發熱煩渴者此
爲假象惟當固本爲主如搐搦無力戴眼反折汗出如珠者
不治經云脾之榮在脣心之液爲汗若心脾二臟虛極而脣
白多汗者急用參附十全大補湯救之薛立齋
痓分剛柔虛者十居六七而產後之變痓則無不本于氣血
大虧者也當胎下之後血去過多陽孤無依斯時有類傷寒

三陽三陰之證而實不同醫家不察脉辨證始進表汗繼投
攻下亡陰亡陽以致氣愈虛而血愈耗筋脉失于榮養燥極
生風反張強直口噤拳攣險證疊出血液枯涸大傷衝任二
脉而督脉在背亦少柔和因而發痓耳治法責在肝腎陰陽
兩救陰虛者人參六味湯陽虛者十全大補湯大劑投之俾
真氣流轉精血相通筋脉得以滋潤始克有濟經曰陽氣者
精則養神柔則養筋產後既已亡血庸工復認作傷寒之證
而誤治之禍可勝言且傷寒汗下過多而有變痓者並宜大
補氣血爲主則產後之大補氣血更無疑矣若不因藥誤初
病即汗出發痓者此乃陽氣頓虛腠理不密津液妄泄急用

產後

人參養營湯加附子主之丹溪曰產後不論脉證當以大補氣血爲主若產後之變痙痓虛極矣舍大補何所取哉會心錄

顫振

產後顫振者乃氣血虧虛火盛而生風也治宜十全大補湯如產後半身肉顫汗出者亦宜大補若不省人事口吐涎沫而顫振或瘛瘲者宜補血湯加荊芥穗豆淋酒張氏醫通

頭汗

產婦鬱冒脉微弱但頭汗出所以然者血虛而厥厥而必冒冒家欲解必大汗出以血虛下厥孤陽上出故頭汗出所以產婦喜汗出者亡陰血虛陽氣獨盛故當汗出陰陽乃復金匱

經云奪血者無汗汗與血同類産後去血過多則陰不維陽陰虚而陽無所附周身汗出不止此爲陰陽兩虚有亡陽之患爲危證也若身無汗但頭有汗頭爲諸陽之會陰血暴亡孤陽上越陰雖虚而陽氣尚爲有餘此時陰不勝陽故頭汗額上偏多心火上浮逼陽于外急補其陰而入以歛陽之藥則病自復故産婦又喜其汗出也蕭慎齋

有産婦喜汗出爲陰虚血虚者以産後亡陰血虚陽氣偏盛是其人平日陽盛陰弱故當汗出陰陽乃復盖汗出而陽亦虚陰陽不相偏勝故可謂之復續此乃陰陽平補可以徐收其效矣然此汗出乃陰虚陽亢之汗出與陰盛陽衰上冒下

産後

厥之但頭汗出者迥不同也所以產婦喜汗出之汗汗出而陰陽平復正好施治以補益其陰陽若上冒下厥之但頭汗大出則陽脫於上陰絶於下頃刻不測之危證見矣顧云此陰虛陽亢之汗出而更滋陰凉血以速其死哉故上冒下厥之汗必大出雖解而旋又厥冒如故漸漸厥深冒甚而不救矣產婦喜汗出之汗不過微汗而已微汗必數日而陰漸生陽漸和汗漸止且有不藥而自陰陽平復者豈可並兩證而同日論哉師比屬而言之正示人嚴謹加辨之旨也先辨之於但頭汗後辨之冒不冒厥不厥後辨之於汗大出不大出而二證判然矣

彤魏荔

狂妄

產後狂言譫語如見鬼神其源不一須辨證治之一則產後心虛敗血停積上干於心因而狂妄者當於乍見鬼神條求之二則產後臟虛心神驚悸以致言語錯亂不自知覺者當於驚悸條求之三則夙有風疾又因產後心虛氣弱證見歌哭嗔笑言語亂道腰背強直者作風痓治當於心經中風條求之四則產後敗血迷塞心包因而言語顛倒或作暈悶者當於血暈條求之五則產後感冒風寒惡露不行寒熱如瘧晝日明了暮則譫語如見鬼狀者當作熱入血室論治女科大全

選案

產後

一婦産後六朝發狂持刀殺人此陰血暴崩肝虚火炎用澤蘭歸地牛膝茯神遠志棗仁童便治愈繆仲淳

不語

心者君主之官神明出焉外應于舌舌者聲之機也産後心虚多致敗血停蓄上干于心則心竅閉塞神志不明又心氣通于舌心氣閉則舌強不能言郭稽中

産後不語多因停積敗血閉其心竅以致神志不明治宜清魂散加蘇木丹參若心腎氣虚而不能通于舌者宜辰砂七珍散或加人參菖蒲若腎虚風中者宜地黄飲子肝木太過者宜柴胡清肝散脾受木侮者宜六君子湯加柴胡鉤藤氣

血俱虚者宜八珍湯加菖蒲遠志張氏醫通

産後不語稽中主於敗血迷心濟陰主於胃熱涎痰皆論之有餘其有去血過多陰火上乘鬱冒心神而不語者則屬於虚耳蕭慎齋

驚悸恍惚

人之所主者心也心之所主者血也心血一虚則神氣不守驚悸所由來也治當大補血氣爲主　産後恍惚亦當大補氣血益風爲虚極之假象固其本元則諸病自退若專治風是速其危矣薛立齋

産後恍惚者蓋由心主血血氣通于營衛臟腑遍循經絡産

産後

後則血氣俱傷五臟俱虛營衛不足而爲風邪所乘致令心神恍惚不定女科大全

按產後不語前人有謂敗血入心有謂風邪所乘皆名心風悉指實邪爲病而不及于虛然此風從何而來亦未之詳此已立論之失至若驚悸恍惚自是血虛心氣不足所致大全所云風邪摶心其言甚戾立齋以爲但固本元毋專治風有功來學不小蕭慎齋

不寐

產後不寐一證由於氣血大虧陰不維陽者居多夫衛氣日行於陽則寤夜行於陰則寐今胎下而血驟脫陽浮於上不

入陰而常留於陽是以達旦不寐煩躁出汗面赤口渴等證疊見醫家治此法何在哉蓋壯水則火熄而神藏益陰則血足而心安六味歸芍湯加童便人參無不取效若心腎不交神志恍惚補心丹加減亦爲合法倘血去而孤陽浮越營衛偏勝終夜不眠宜歸脾湯或人參養營湯方爲盡善大抵陰虛不寐陽藥不宜輕投陽虛不寐陰藥豈宜混施必須察脉辨證勿泥呆法也此外有因血塊痛而不寐者治在血也有兼食滯而不寐者治在食也有兼時疫而不寐者治在疫也有兼瘧痢而不寐者治在瘧痢也張景岳云心藏神爲陽氣之宅衛主氣司陽氣之化凡衛氣入陰則靜靜則寐正以陽

産後

有所歸故神安而寐也故欲求寐者當養陰中之陽及去静中之動則得之矣會心録

浮腫

産後浮腫多屬氣血兩虧脾胃薄弱營衛不能運行所致若云發汗利小便是重竭其津液而益虚其虚矣豈産後之腫竟作外邪有餘治乎蕭慎齋

前證若因寒水侮土者宜養脾肺因氣虚者宜益脾胃因水氣者宜補中氣又有産後浮腫而兼喘咳脉沉細無力者此命門火衰脾土虚寒也八味丸主之薛立齋

蓐癆

產後蓐損寒熱元神不復月事不來先與千金當歸芍藥湯後與烏骨雞丸調補此證多因脾胃虚弱飲食減少而成當補脾胃進飲食則諸藏有所倚賴病自愈矣薛立齋

大便秘結

產後去血過多大腸乾涸每至三五日而大便始通者此其常也必待腹滿欲去不能方用蜜導或醬薑瓜導之惟禁用以其苦寒誤用每致發呃也若血虚火燥者用四物湯加鮮何首烏潤下之若氣血俱虚者便雖數日不通然飲食如常腹中如故只用八珍湯加麻仁熟蜜若多日不解躁悶異常不得已用當歸枳殼亦權宜耳張氏醫通

產後

產後不便，固不足慮，然產婦急於便，必多努責，每致玉門不閉，子宮下墜，治之貴早。產後便秘者，由氣虛不能推送，血虛不能濡潤也，宜用八珍湯加桃仁、杏仁。人知桃仁能破血，不知又能利血而滑腸；人知杏仁能潤肺，不知又能潤腸而利便。若單用八珍，恐燥矢未得下，乃加二味，使之速功高鼓。大便不通，在雜證有陽明實熱之積，有腸胃瘀血之阻，而在產後則專責在氣血之虛也。夫陰血驟脫，氣亦驟虧，少陰失開闔之司，大腸少津液之潤，是以秘結不解。醫藥求其暫通，取快一時，因而重虛其虛，元氣更傷，緩則復秘，而變脹滿，速則亡陰而致虛脫。夫產後新血未生，元氣未回，幸得後門堅固旬日未解亦自無妨雖有滯澁當從緩治宜用生化湯加人乳蓯蓉以潤枯涸倘氣因血耗傳化失職者宜用八味湯加人參蓯蓉以助眞氣古人有言産後大便日久不通由於血少腸燥參乳湯多服則血旺氣順自無便澁之患心會錄

小便不通

産後小便不通腹脹如鼓緣胎前内積冷氣所致用鹽塡臍中葱白搗餅安於鹽上以艾灸之熱氣入腹卽通産乳集

胎前腸胃本有挾熱産後水血俱下津液益加燥澁故令二便不通有産婦患此證飲牛乳而利人乳尤善女科大全

溲數

産後

產後小便頻數乃氣虛不能制水也用補中湯加車前茯苓

若屬膀胱陰虛者用六味湯合生脉散滋其化源張路玉

遺溺

產後小便有頻數不禁遺尿淋瀝之證經云腎主二便開竅

于二陰產後氣血大虛動傷臟腑非肺氣虛而不能約制爲

遺尿爲不禁卽腎氣竭而熱移膀胱爲瀝爲淋總以補養氣

血爲主酌加升提固澁若用滲利疏導是重虛也戒之蕭慎齋

脬破

產時損傷脬破終日小便淋漓用黄絲二兩丹皮白芨人參

各一錢煎服不可作聲作聲則泄氣無效名補脬飲　又用

參耆朮草熬膏豬羊胞煎湯調服月餘胞長自止張路玉

淋

產後下焦空虛熱氣客于脬中虛則小便頻數熱則小便澁痛故謂之淋又有因產後血虛挾熱熱邪搏血流滲胞中血從小便而出則爲血淋女科大全

小便淋證三因云產前當安胎產後當去瘀二語最爲喫緊如產前淋由于氣虛不化當用參耆補氣安胎不可過用滲利產後淋由于瘀血阻滯當以瞿麥蒲黄爲要藥若血虛熱鬱當用六味逍遥補陰養血滋其化源佐以導血之藥蕭慎齋

大小便血

產後

產後既亡血而二便復有下血之患者此非尋常火熱滲于膀胱歸于大腸可例治也然非血虛即氣脫之故蓋心主血脾統血心虛則小腸不能制而血流脾弱則大腸無所蔭而血下故二便出血當責之心脾二經為病也（蕭慎齋）

產後小便出血因血氣虛而熱乘之血得熱則流散滲于胞内故血從小便出有產婦尿血脇痛少食此肝木乘脾土也用加味逍遥散補中湯兼服而愈（女科大全）

血崩

前證若血滯小腹脹滿者用失笑散肝火血妄行者用加味逍遥散脾鬱不統血者用加味歸脾湯脾虛不攝血者用補

中益氣湯厚味積熱傷血者用清胃散加槐花風熱相搏傷血者用四君湯加防風枳殼薛立齋

產後已亡血而又有血崩之證者多屬陰虛氣脫所致血脫須益其氣純用血藥無濟也觀薛案有婦人血崩如濤以六君子湯加黑薑治愈得其旨矣蕭慎齋

乳汁

產婦乳汁不行有二種有因血氣盛而壅閉不行者有因血氣少而弱澁不行者虛當補之用鍾乳粉豬蹄鯽魚之屬盛當疏之用通草漏蘆土瓜根之屬陳無擇

前證若因氣血虛弱不能生化者宜壯脾胃若因怒動肝火

產後

乳腫汁出者宜清肝火蓋乳汁乃氣血所化若屢產無乳亡津液也當滋化源薛立齋

婦人以血用事上爲乳汁下爲月水而血之所化則本于脾胃飲食之精微運行而爲乳爲經產後脾胃氣旺則血旺而乳多脾胃氣衰則血減而乳少此立齋治乳汁以壯脾胃滋化源爲要也若徒從事通乳之劑是猶求金于乞丐矣蕭慎齋

未產乳自出者謂之乳泣生子多不育若產婦勞役乳汁湧下者此氣虛也獨參湯補之女科大全

月水

婦人衝任之脉爲經絡之海上爲乳汁下爲月水新產勞傷

血氣或去血過多及乳子半歲一歲之內經不行者此其常也若半歲或四五月經便行者此少壯血盛之人也若產後一二年月經不行無所苦者亦不必慮此氣血衰少故也但健脾胃資養氣血自然經行若以藥通之反爲害事陳良甫

月水不調不通爲婦人要病至于產後又不可以病言也夫產後月水不行有因產傷氣血者有因自乳血脉上爲乳汁者有因脾胃氣虛飲食少進者良甫一條甚悉病機至云但健脾胃資氣血不必通經尤爲探本之論蕭慎齋

脉候

胎前之病其脉貴實產後之病其脉貴虛濟生產經

產後

胎前脉洪數旣産而脉仍洪數者死胎前脉細小産後而脉
反洪大者多死朱丹溪
已産氣血兩虚脉宜緩滑緩則舒徐不因氣奪而急促滑則
流利不因血去而枯濇均吉若見實大弦牢之脉非産後所
宜實爲邪實大爲邪進弦爲陰歛牢爲堅着皆逆脉也潘碩甫
産後陰血驟虧孤陽上越證則發熱脉則數大最爲險候何
也陽浮而陰涸營衛之氣疾速致脉反見數大之假象且胎
下之後内臟空虚脉細弱者於法所宜是虚證而得虚脉也
脉數大者於法所不合是虚證而得實脉也景岳云陰陽俱
虧氣血敗亂脉必急數愈數愈虚愈虚愈數會心錄

附方

嘉禾飲

人参　茯苓　山藥　陳皮　甘草

半夏麯　沙参　石斛　丹参　白芍

苡仁　扁豆　蓮子　穀芽　神麯

黑棗

雜病

病原

婦人雜病亦血分病也婦人雜病豈異男子之臟腑經絡乎然不止妊娠產後另立病名而雜病亦分篇者正緣婦人血分之雜病迥不同于男子凡幾故必出此篇之論法其他雜病同于男子者尚夥則可該于前諸篇之中不必贅及矣何也婦人妊娠其血在胞養胎產後其血舊者洩盡新者化乳一定之理也至平居無孕之時血分之枯榮全視乎經行之進退通閉故爲病大半感于經血來去之候經來血室開經

去血室虚開者邪易入虚者邪易乘也陽邪入而血傷熱則漏下陰邪入而血傷寒則經閉無不于此肇端焉此婦人雜病必關血分而另立一篇于妊娠産後合爲三大法門也䓍彤

論難易

諺云寧治十男子莫治一婦人此謂婦人之病不易治也何也不知婦人之病本與男子同而其情則與男子異蓋以婦人幽居多鬱情性偏拗或有懷不能暢遂或有病不可告人或信師巫或畏藥餌故染着堅牢而治之有不易耳此其情之候然也然尚有人事之難如黄帝論曰凡治病須察其形氣色澤又曰診病之道觀人勇怯骨肉皮膚此治病之大則

也今富貴之家居奧室之中處帷幔之內復有以綿帕蒙其手者既不能行望色之神又不能盡切脉之巧使脉有弗合未免多問問之覺繁必謂醫學不精不知問亦非易非醫之善者不能也望聞問切欲於四者去其三吾恐神醫不神矣世之通患若此此婦人之治所以不易也張景岳

驗手法

婦女深居閨閣密護屏幃不能望見顏色但須驗其手腕之色澤蒼白肥瘠已見一斑至肌之滑濇理之疏密肉之堅軟筋之粗細骨之大小爪之剛柔指之肥瘦掌之厚薄尺之寒熱及乎動靜之安危氣息之微盛更合之以脉參之以證則

雜病

氣血之虚實，情性之剛柔，形體之勞逸，服食之精粗，病苦之逆順，皆了然心目矣。張路玉

寡婦師尼

宋褚澄療師尼寡婦，别製方，蓋此二種寡居，獨陰無陽，慾心萌而不遂，是以陰陽交爭，乍寒乍熱，形類瘧狀，久則爲勞。史記載濟北王侍人韓女病腰痛寒熱，倉公診曰：病得之欲男子不可得也。何以知之？診得肝脉弦出寸口，是以知之。蓋男子以精爲主，婦人以血爲主，男子精盛則思室，婦人血盛則懷胎。厥陰脉弦出寸口，則陰盛可知。褚氏之言有謂矣。東醫寶鑑

寡婦師尼，鬱抑成病，其證乍寒乍熱，面赤心煩，自汗，體痛，肝

脉弦出寸口，治宜柴胡抑肝湯、抑陰地黄丸、越鞠丸。醫方類聚

熱入血室

婦人中風七八日，續得寒熱，發作有時，經水適斷，此爲熱入血室。其血必結，故使如瘧狀，發作有時，小柴胡湯主之。婦人傷寒發熱，經水適來，晝日明了，暮則讝語，如見鬼狀，此爲熱入血室，治之無犯胃氣及上二焦，必自愈。婦人中風發熱惡寒，經水適來，得之七八日，熱除脉遲身涼和，胸脇滿如結胸狀，讝語者，此爲熱入血室，當刺期門，隨其實而取之。○陽明病，下血讝語者，此爲熱入血室，但頭汗出，當刺期門，隨其實而瀉之，濈然汗出者愈。金匱

雜病

婦人傷寒有熱入血室之證血室即血海衝任之脈所係爲藏精受胎之所因經行之期而犯傷寒之邪則熱邪乘虚襲入與血相搏夫肝藏魂血室虚則魂無所依肝受熱邪則爲譫語爲見鬼肝之魂不能安也治惟清熱行血甚則桃仁承氣微則生地丹皮桃仁紅花赤芍五靈脂甘草木通丹參之屬不可拘執小柴胡湯之定例夫小柴胡一方乃治傷寒邪傳少陽和解表裏之藥非專治熱入血室之藥也方中雖有柴胡發表黄芩退熱然半夏行痰爲血家所忌人參補氣非血熱所宜今人一遇熱入血室之證便用小柴胡湯曰我遵仲景也豈知仲景第一條云婦人中風寒熱發作有時形如

瘧狀明屬少陽經見證故曰小柴胡湯主之則小柴胡湯原爲少陽經設也至後三條但云必自愈云當刺期門又云隨其實而瀉之並無小柴胡湯主之一語則知小柴胡湯祇治少陽如瘧之證非治熱入血室之證也今人不玩仲景前後原文漫謂婦人熱入血室輒用小柴胡湯豈不可嗤耶凡治婦人熱入血室之病有寒熱發作有時如瘧狀者則小柴胡湯可用也然須加入桃仁丹皮五靈脂以行其血如無寒熱如瘧之證則小柴胡湯斷不可用舉世憒憒特表而出之愼齋

考熱入血室金匱有四法今人一遇是證不辨熱入之輕重血室之盈虧遽投小柴胡湯貽害必多要之熱甚而血瘀者

雜病

與桃仁承氣及山甲歸尾之屬血舍空而熱陷者用犀角地黄加丹參木通之屬表邪未盡者則當合乎和解熱輕而清藥過投氣機致鈍者不妨借温通爲使血結胸有桂枝紅花湯參入海蛤桃仁之治昏狂甚進牛黄膏調入清氣化結之煎復有兩解氣血燔蒸之玉女法熱甚陰傷有育陰養氣之復脉法審證製方毋拘乎柴胡一法也 臨證指南

咽中炙臠

婦人咽中如有炙臠半夏厚朴湯主之 金匱

炙臠譬如乾肉也千金所謂咽中帖帖如有炙肉吐之不出吞之不下者是也此病不因腸胃故不礙飲食二便不因表

邪故無骨痛寒熱乃氣爲積寒所傷不與血和血中之氣溢而浮于咽中得水溼之氣而凝結難移婦人血分受寒多積冷結氣最易得此病藥用半夏厚朴湯者半夏降逆厚朴散結生薑茯苓宣至高之滯而下其溼蘇葉味辛氣香色紫性温能入陰和血氣與血和不復上浮矣 徐忠可

陰吹

胃氣下泄陰吹而正喧此穀氣之實也膏髮煎導之 金匱

胃氣下泄不由大腸而出濁道乃由小腸而出清道則氣不足而無所收攝也故令下陰作吹而其聲且喧聞于外此雖爲胃中穀氣之實而其實胃中正氣之衰治以膏髮煎導之

雜病

無乃令大便氣通而胃氣縱然下泄必由濁道而出不致亂干清道陰中吹氣貽人聽聞之義而已魏荔彤

陰吹一證古書不多見惟金匱云胃氣下泄陰吹而正喧此穀氣之實也膏髮煎導之夫陰器屬厥陰部位精竅通衝任之脈溺竅通小腸之路氣道不從此出安得有聲而喧蓋由肝腎虧于下肺氣虧于上致陽明胃氣不能鼓舞上行而虧于中下走陰器直入精竅而出豈同大腸失氣經謂濁陰出下竅者可比耶常見虛損之輩久咳經阻胃氣不升往往多有此患言乎腎則氣不攝可知言乎肝則氣不平可知言乎肺則氣不主可知是以上咳下吹氣竅相通陰器隱隱有聲

足見精血之虧元氣之弱根本搖搖矣夫陽明爲多氣多血之海與衝任血海之脈同聲相應下爲經而上爲乳變化取汁血氣之實也喧聞户外胃氣之虚也魏氏云此雖穀氣之實其實胃氣之衰斯言極中長沙秘旨如必謂穀氣實而引導濁氣從大腸出縱胃氣下泄必由濁道而不致亂于清道是錯認溺竅爲病也第胃氣下泄前陰之膀胱何異下泄後陰之大腸終無補于病情且腎主開闔爲生氣之原陰器屬肝主疏泄之令今胃氣下走豈尋常之藥可以奏功必須培補肝腎以固肺金生精益血以助眞氣若陽分多虧補中歸脾之屬可投陰分多虧六味左歸之屬可用陰陽兩虧八味

雜病

右歸之屬可服耗氣敗血之藥非其治也倘不咳而竅有聲較咳而竅有聲者爲稍輕逍遥六味皆合法也雖然膀胱有下竅而無上口胃氣何由下泄其從精竅而來不待辨而自明男子從無婦人常有無非竅空而妄泄況穀道後通而前陰之吹者有之穀道後秘而前陰不吹者有之穀氣實胃氣安得下泄仲景膏髮煎導引之法其説似屬難明即令胃氣從溺竅下泄小便當隨氣而共出何吹時惟有聲而無溺則溺竅而來之説更屬無據要之胃氣者乃水穀之精氣上輸于脾脾氣散精上歸于肺與腎中生氣互根得毋因其人水穀之真氣衰弱而以脂膏益血之品從陰引陽填補衝任不

使氣陷于子宮直走精門未可知也（會心錄）一

陰吹乃婦人恆有之疾然多隱忍不言以故方書不載醫不加察金匱明言胃氣下泄穀氣之實所以腹中喧響則氣從前陰吹出第用豬膏髮煎之治難於推測余治一婦經閉三月少腹痛徹心而見前證與失笑散一服瘀血大下遂不復作又治一婦小產後寒熱腹痛亦見前證與炮黑楂肉黑糖爲丸用伏龍肝水煎獨參湯送下三錢結糞大下再進瘀血續行前證頓止始悟豬膏髮煎乃爲逐瘀而設也（張氏醫通）

按膏髮煎導之五字當是衍文此穀氣之實也之下當有長服訶黎勒丸之六字後陰下氣謂之氣利用訶黎勒散前陰

下氣謂之陰吹，用訶棃勒丸，文義始屬，藥病亦對。蓋訶棃勒丸以訶棃勒固下氣之虛，以厚朴、陳皮平穀氣之實，亦相允合。醫宗金鑑

臟燥

婦人臟燥，悲傷欲哭，象如神靈所作，數欠伸，甘麥大棗湯主之。金匱

婦人臟燥者，無所感觸，悲哭無常，象如神靈所作，乃血虛而津亡，臟空而發燥之證也。其爲證又數欠伸，師早知其血虛之津亡，由于氣虛之胃陽亡矣。欠伸者，倦怠之象，非陽氣不足、精神不振無比證也。主之以甘麥大棗湯，補中益胃之外

無他法也臟燥由于血虛世醫孰不競言滋陰養血抑知陰盛而津愈枯陽衰而陰愈燥師言之固鑿鑿也乎魏荔彤

交腸

交腸之證大小便易位而出因醉飽不節大怒不解以致臟氣乖亂不循常度當吐以提其氣使闌門得司泌別而清濁自分宜五苓散調氣散各一錢阿膠末一錢白湯調服證治準繩

選案

交腸一證雖見於古書而世罕見詹石匠婦產後五六日惡露不行腹脹喘滿大便從前陰出緣素嗜煙酒又因產時受驚余以芎歸湯加莪朮肉桂炒山楂一服惡露通小便如常

雜病

又陸聖祥女四歲新秋患痢糞出前陰作冷熱不調治與五苓散送香連丸二劑而愈又錢吉甫女年十三體肥痰盛因鄰居被盜發熱頭痛嘔逆面青六脉弦促便溺易位此因驚氣亂痰襲竅端與四七湯下滚痰丸開通痰氣而安〔證治準繩〕

交腸一證大小二便易位而出若交易然古用五苓治之專為通前陰而設也此證閉在後陰二便俱從前陰而出擬之交腸誠似是而實非況交腸乃暴病驟然而氣亂於中此乃久病以漸而血枯於內有毫釐千里之不同原夫疾之所始始於憂思結而傷脾脾統血者也脾傷則血不能統攝而錯出下行乃誤認為崩漏以凉血清火為治則脱出轉多血盡

然後氣亂氣亂然後水穀舍故趨新舍寬趨隘江漢兩渠併歸一路身中爲之大亂勢必大腸之故道復通乃可撥亂返治又況水穀繇胃入腸另有幽門泌別清濁今以滲血之故釀爲穀道是幽門闢爲坦徑矣尚可用五苓再闢之乎喻嘉言

一婦患休息痢二年懷孕時猶坐努產後大便自前陰出予曰大小便並出前陰非腸交也不自腸癰致病非腸潰也大便日夜十餘次前出十之七後出十之三是大腸易位而小腸猶故道也大腸易位者必由臨產用力而就前陰產後不歸穀道輕車熟路久而成慣欲歸穀道當先實腸腸實則水穀自分多服補中湯大氣轉旋糟粕自返本位矣許宣治

雜病

前陰諸疾

婦人陰寒温中坐藥蛇牀散主之　少陰脉滑而數陰中生瘡蝕爛者狼牙湯洗之（金匱）

婦女患陰瘡者其類不一大約皆由七情鬱火損傷肝脾又兼溼熱下注也亦有月後行房穢濁漬流陰道遂生疳瘡與男子妒精瘡略同治用黄丹枯礬扁蓄藁本硫黄荆芥蛇牀子蛇殼共爲細末先煎荆芥蛇牀子湯洗拭香油調塗之

又有陰中䘌瘡痛痒如蟲行狀膿水淋瀝皆由心神煩鬱脾胃虚弱以致血氣留滯治當補心養胃外以藥洗之（宜塌腫湯）塞之（宜雄黄蛇蛻散）甚或生蟲痒不可忍用蛇牀子湯洗拭外以藥糁

之綠礬散或用梓樹皮末枯礬麝香敷之　又有陰腫因胞絡素虛風邪乘于陰部若氣血虛弱則補之宜補中湯若肝經溼熱則清之宜龍膽瀉肝湯或陰戶腫痛不閉寒熱尿澁宜加味逍遙散外用枳橘熨法或腫已消戶仍不閉宜補中湯或陰中作痛宜四物湯加柴胡山梔丹皮龍膽草或小水淋瀝腹中如有一物攻動脹痛宜逍遙散加柴胡山梔車前子或腫痛潰爛宜逍遙散或腫痛溼痒出水宜歸脾湯加柴胡山梔丹皮白芍總之陰戶腫痛薛氏謂郎婦人便毒有在小腹兩拗者有在玉門內外者治法不同槩投散血攻毒之藥可乎○又有陰痒大全云婦女陰痒者是蟲蝕于陰內微則痒重乃痛此蟲屬肝風所化治以清肝爲主宜柴胡清肝湯逍遙散外用藥納陰中宜桃仁泥雄黃末雞肝納陰中

雜病

有痒而無蟲者或由鬱怒傷于肝脾證兼胸膈不快内熱作渴飲食無味肢體倦怠小水赤澁宜歸脾湯加山梔或逍遙散加山梔或由脾虛溼熱下注宜歸脾湯加丹皮山梔白芍或由肝脾鬱怒元氣虧損兼有溼熱宜參苓歸芍蒼术升柴丹梔車前陳皮○又有下疳痛痒腐爛生蛆下如柹汁臭穢心中疠痛悶飽虛煩甚者不治○又有陰冷由肝經本有溼熱風冷又外乘之如冷而小腹痞痛小便赤澁宜龍膽瀉肝湯冷而寒熱經梗不調宜加味逍遙散冷而寒熱體倦食少宜加味四君湯冷而鬱怒發熱少寐懶食宜加味歸脾湯冷而口苦脇脹寒熱小便黃澁先清利溼熱宜龍膽湯再調補氣血宜加味逍遙散冷而便清腹冷食少便溏宜八味丸或謂陰冷之證因勞傷子臟風冷客之亦

然〇又有陰癩硬腫如卵痛極難忍皆由瘀凝血結宜用攻散之劑〇又有陰吹由胃虛濁氣下泄注于陰中喧聲不絶者宜膏髮煎〇又有交接出血陰痛乃肝火動而脾不攝血也宜補中湯若交接陽道違理及他物所傷血淋不止宜釜底墨納之或童女交接血出不止宜髮灰青布灰塗之〇又有陰痔陰中有肉突出宜枳殼末煎湯熏洗將帛包渣納陰中即消〇又有陰脫由努力太過如脫肛狀逼迫腫痛小便淋瀝急用補托宜當歸黄耆飲外以藥敷宜硫黄烏賊骨五倍子爲末敷患處即效〇又有陰挺陰中突出如菌四圍腫痛由肝鬱脾虛下陷所致先以補中湯加山梔茯苓車前青皮以清肝火升脾氣更以歸脾湯加山梔茯苓川芎調理外塗藜蘆膏或陰中挺出一條長尺許痛墜尿澁沈氏尊生書

雜病

選案

一婦每臨經必先腰腹脹痛主門蟲出如鼠粘子狀綠色者數十枚後經水隨至其夫問故予曰厥陰風木生蟲婦人血海屬于厥陰此風木自盛更兼脾胃溼熱而然如春夏木盛溼熱之時而生諸蟲是也令以酒煑黃連爲君白朮香附爲臣研末粥丸空腹吞之月餘經至無蟲而妊 汪石山

乳疾

乳癰者乳房腫痛數日之外焮腫而潰稠膿湧出此屬膽胃熱毒氣血壅滯所致猶爲易治乳巖者初起内結小核如棊子不赤不痛積久漸大崩潰形如熟榴内潰深洞血水淋瀝

有巉巖之勢故曰乳巖此屬脾肺鬱結氣血虧損最爲難治乳癰初起服栝蔞散敷香附餅即消如已成膿則以神仙太乙膏貼之膿盡自愈乳巖初起用加味逍遥散加味歸脾湯二方間服亦可内消病勢已成雖有盧扁亦難爲力但服前方補養氣血亦可延生妄用行氣破血速其危也更有乳卸乳頭拖長一二尺此肝經風熱發泄用小柴胡湯加防風羌活外用羌活防風白蘞燒煙熏之仍以萆麻子四十九粒麝香一分研塗頂心乳收洗去此證女人盛怒者多得之薛立齋

乳癧者女子十三四歲經水將行或一月二次或過月不行致生此疾多生於寡薄虛弱之人每乳上止有一核猶或可

治若串成三四個即難療矣通用逍遥調經湯尊生書

妬乳者因無兒飲乳或兒未能飲餘乳畜結作脹或婦人血氣方盛乳房作脹以致腫痛憎寒發熱不吮通之必致成癰若腫不消用麥芽二三兩炒熱煎服立消景岳全書

吹乳者因母睡着爲兒口氣所吹致令乳汁不通畜積在内腫硬疼痛亦有不痒不痛腫硬如石者若不急治腫甚成膿宜服栝蔞散傅以南星散更以手揉之則散女科大全

選案

一婦産後兩乳長垂過腹痛不可忍名曰乳懸用芎歸各一斤半用水煎服半剉燒煙令病人吸之未愈再作一料同壽録

血崩諸藥不效用年久毛竹吸透紫色油透烟
桿截一寸燒灰黃酒調服不過即止屢試屢驗

天地之大德曰生而胎產一事則天地以其生生之德寄之于人於以繁生齒而廣絪縕之化者也顧其間或多難產以致莫救是生也而殺之豈天地生生之本意哉亦由調攝醫治人事失其宜耳奚術安汪樸齋先生以岐黃名家凡經診治者

雖垂斃亦多能救之大江南北推為盧
扁復出所著産科心法一書門别為四
曰種子曰胎前曰臨産曰産後條分縷析
提要鉤元其中依症附方藥皆中正和平
削去峻猛之品觀其自序云蓋竭數十
年研究之力用之驗效悟乎心而應乎手

者非穴剽取方書掇拾成說者可比信乎
救世之婆心而產科家之寶筏也吾友周
君芾庭得是書于山左攜至京師同好
轉相鈔錄鄭寄梓星甲子孟夏李君圖
弇見而喜之謂其精要詳明可稱產科
襍要救產全書達生篇諸書所未備是

宜公之子世爰卒其本宗弟姪捐資付之
剞劂氏予惟是書成于乾隆庚子歲碩
止有鈔本流傳未廣歷今二十有五年始
得諸君子刊而行之而樸齋先生救世之
婆心乃以廣布于天下從此家有其書舉
所謂調攝醫治之方燦然具在上者融會

而貫通之固可以窺産科之精蘊次者按症取方墨守其説而用之亦不致入于岐誤將見子有螽斯之慶母無拆副之災而天地生生之心因以快然無憾焉然則作者刊者厥功均偉矣哉

嘉慶甲子仲秋月上澣二日石門蔡德溥序

并書

汪樸齋先生產科心法一書、向祇有鈔本、予與弟姪捐資刻之、以公諸世、自胎前臨產以及產後、一切調治之法、無不曲折精到、犁然畢具、而開卷一門、則爲種子方法、夫有萬物然後有男女、有男女然後有夫婦、有夫婦然後有父子、生育一事、乃天地自然之理、而必求種子方法、不幾涉于人爲乎、不知此蓋爲艱于子嗣者言也、顧艱于子嗣者、或因祖宗德澤衰微、或因夫婦命宮剋制、或因本身體薄精虛、雖理數難知、大率不離乎此三者近是、是則求種子者、道有存乎其先者矣、其一宜積德、古來勸善之書甚夥、予獨愛漢昭烈帝勿以善小而不爲、勿以惡小而爲之二語、夫小善必爲、則大者可知矣、然善之大者、必有大經濟、大力量、而尤必有大機緣、遇者蓋少、至于小善、則人生一日之間、自朝至暮、一出一入、一言一動、罔不有善之可積、所謂德無論陰不陰、只遇着善端、便勿錯過是也、善必自倫紀之地積起、乃爲有本、推而至于濟人、又推而至于利物、積者積也、日積月累、以小成大、而善量于是乎充矣、爲善必先去惡、惡之大者、人皆知其傷天理、損陰騭、罔不爲也、至于小者、人每忽之、不知惡無論大小、一念之微、一事之細、苟有傷天地之和、即宜戒之愼之、大要總在去刻薄、從忠厚、務使方寸之內、慈愛惻怛、無非一團生生之機行之久久自可扶祖宗之德澤挽命宮之尅制而承先啓後之道在是矣其一在節慾夫外遇之邪淫正人所不爲至妻妾之間亦宜有節節者亦積也不知積而以有限之精神供不已之淫慾譬如激川之流而水必涸蕩家之產而用則窮延嗣經云元精耗竭慾熾神疲若此類者欲求其種子焉可得乎惟能節慾則精神充足志氣清明生子必然康強壽考聰明端秀語云寡慾者多男貪淫者無後是慾之不可不節也明矣予觀樸齋先生是書于種子一門特揭明云其法先宜積德存陰隲可見積德爲種子之本至精薄體虛之人則有五

子種玉丹一方以補填精髓，然與其精既竭而藉藥餌以補填之，何如節之而使不竭之爲得乎。即或稟受怯弱，本質虛羸，然惟能節慾，而後藥力之滋補乃有效耳。予故因刻是書而復爲申論之如右。或有謂予曰：子之論是矣，而尚未得嗣何也？予曰：古人所謂行年五十而知四十九年之非者是也。

嘉慶九年歲在甲子季秋上浣二日石門李超恒識

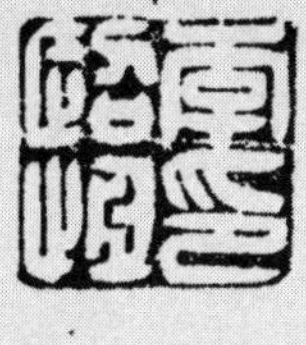

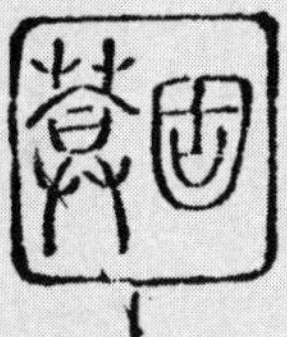

原序

蓋醫之一道爲司命之司原非容易必但能存心濟人博考羣書臨症體察以人性命爲重雖未能有聖賢之學而虛實寒熱表裏陰陽辨釋明白用藥得當自不致于悞人而產科一症尤宜謹愼守法略一錯悞則胎不保甚至産母亦傷能無怨乎至于産後總屬氣血空虛丹溪先生云雖有他症以末治之此誠千古格言自當遵前賢制方選用斷不可以杜撰悞人如無憂散佛手散生化湯之類千古不磨毋庸苟且每見今人醫產全不合法一味杜撰好奇名爲生化實非生化之意設遇體厚者僥

倖得愈、體薄者禍必立至、至于產後汗出、須防元陽外越、泄瀉、卽防中氣下脫、喘急更防惡露上逆、此皆產後極忌之處、而產後發熱常有之也、緣下元空虛、陰虛生內熱、只須四物湯加童便、熱卽退也、間有瘀血不行者、有經風者、有停滯者、有蒸乳者、各審其因而藥之、風感者、用歸芎補血之中、加黑荊芥一味足矣、蓋產時體虛、百節開張、腠理不固、易入易出、若表其汗、則元陽外越、未有不死者也、其停滯者、只於理脾之藥、加穀芽陳皮可矣、蓋脾虛則不運化、宜用陽藥以助脾溫胃、卽運化矣、須知產後有邪、總宜補中兼消、未有消而不補之理、有等初學無傳之犛，放膽竟用柴芩羌防山查神麯之劑，似治傷寒之病，忘却產後之身，至輕者變重，重者即死，悞人不淺，眞可畏怕也。況中風一症，乃血虛者多，內經謂治風先治血，血行風自滅，張景岳先生師其意，發有非風之論，此皆醫平人而言，尚謹愼如此，而況產後肝血空虛，虛生內風，更可知矣。夫天地有好生之德，吾儕寧不愼重于斯，而以人性命爲兒戲哉？予每見而憫焉，因產科心法纂選成書，此吾數十年來用之效驗，悟於心而應於手，且簡而不繁，俾產家觀之爲準繩，則性命得以安痊，醫家一有準繩，則舉手無錯悞矣。噫！圓通之士，始可與言斯道耶。

乾隆四十五年歲次庚子仲春月

休寧盛棨齋汪喆纂并序

産科心法上集

目錄

孕婦忌食　藥忌

惡阻　二陳湯　六君子湯

胎動　安胎飲　補中益氣湯　保胎丸

漏胎　四物湯　防風黄芩丸　逍遥散

歸脾湯　八珍湯

半產

子煩　淡竹葉湯

子懸　紫蘇飲

子眩

子癇　羚羊角散　理中湯

子癰　鯉魚湯　蔡苓湯　白朮散　五皮飲

子喑　瀉白散　六味地黄湯

子鳴

子瘖

子淋　子淋散　安樂散　葵子湯

小便不通　茯苓升麻湯　八味湯　滋腎丸

孕悲　大棗湯　淡竹茹湯

尿血　續斷湯　膠地湯　清胃散黄連生地連翹升麻麥冬

乳汁

胎不長　異功散　黄芪湯　白术丸

熱病防損胎　解毒湯黄芩黄栢黄連梔子　平胃散

妊娠傷寒　香蘇飲

瘧疾　小柴胡湯柴胡人參茯苓陳皮甘草

泄瀉　神术散

痢疾　葛芩湯　香連丸

鬼胎　雄黄丸　斬鬼丹

吐血　加味香蘇飲　加減清胃散

便血

大便燥結

孤漿

悞服毒藥

心痛　火龍散　手拈散

胸腹痛　當歸芍藥散

腰痛　青娥丸

附痰鼓似胎治驗案

三二

種子方法

聖書云、不孝有三、無後爲大、蓋爲人子者、以宗祧爲大事、大凡年輕之人、精力强壯、原不難于生子、獨恐其不安靜、常多隨愛隨落、至于男女體薄、而艱於子嗣者、延至四十之外、尚未得子、寧不心慌、其五六旬者、更不待言也、如欲得子、試聽吾言、依法行事、生男生女、其權原在自手、頗有應驗、豈可視爲戲談、而至自悞無後耶、

其法先宜積德存陰騭、再自量男人本體如何、大凡難得子者、病有四件、其一、氣不足、臨事必不能遠射、不射則精不入子宮、

精不入子宮、孕從何來、且氣旺則能生精、氣虛則精必少、其二精薄、血虛則精必薄、薄而不凝結、何能成孕、其三不戀陽、設遇房事、未及入門、精已泄、或既入門、未戰數合、即出矣、子宮尚未啓門、迎接女興方起、男興已盡、將何物以結胎、其四精寒、精既寒冷、投入必不凝結、蓋陰陽交合、必陽精熱、陰戶燄、二人相火並旺、性志合于一處、一交一受、自能成胎、如春暖則萬物發生、冬冷則萬物消索、此天地陰陽自然之理也、人有前四者之病、故艱于子嗣矣、然四者之病、吾惟一方加減、自可盡其妙用、不比他書多方繁衍、久服吾藥、病自去而子必得也、又如女人惟以經期月準、無不受孕、只恐體薄血不旺、乃可娶妾以生、爲老陽得配少陰之象、或者服藥却其病、病去經調、無不叶吉、吾亦以一方加減而盡其妙、天下娶婦不生子者、皆男人之體不足、非婦人之罪也、男女既無病矣、何不即生、自是不知種法、今總發于後、請細玩之、定當生多子、

種子歌

三十時辰兩日半、二十八九君須算、落紅滿地是佳期、金水過時空霍亂、空霍亂兮枉施工、樹頭樹底覓殘紅、要知落花先結果、何愁桂子不成叢、此詩古書皆有、但未詳解、予特爲之發

時謂三十時辰本是兩日半、但從經行之時記之、在三十個時辰之外、即可端正行事。三十時辰之內、切勿亂動、動則婦人作病。謹曰二十八九君須算、言尚未過三十時辰、不宜行房事耳。落紅滿地是佳期、言已過三十時之外、不必待其紅盡、即當種子矣。則四十時亦可。人每待其紅淨、而後交合、則子宮已閉、或未閉而受孕者、定是女胎。故下文明言曰金水過時空霍亂、空霍亂兮枉施工、樹頭樹底覓殘紅、此發明必帶殘紅、未盡時精入、尚有殘紅包裹而成孕、紅盡則子宮空虛、多難停留、只惟年壯血旺婦女、或者新血立至、然必是女胎、何也、予曰此即血冲精精被冲開血反入內合成離卦之象也人之成胎不過精血二物一刻間而凝結交至極樂之候精泄之時已成胎未成胎男女自有知覺之妙俱在心神精氣共到之候若耳聽別處則不成胎矣何也以其心神不到之故也詩之後聯云要知落花先結子何愁桂子不成叢亦言不必待盡之意試看荷花鳳仙石榴一切結果之花花瓣未盡落而中心先已結子矣然其訣仍宜于半夜後交子時陽分種之定是男兒且夫婦睡至半夜均得溫煖氣血和勻斯時交合穩得麟兒再若遇婦人行經在月半前更妙予常以此法傳人多得子矣應驗如神

予得子甚遲、因遍搜經書、窮究其理、醫多濟人、貧者助以藥資、贖物放生、掩埋暴露骸骨、雖未能為陰功、或者亦有小補、因而從此連生三子、此皆天之所佑、然亦事在人為、莫謂五十無兒、以置之度外、至於胎前產後、均性命之相關、每遇胗視之時、無不潛心細察、所有悟得之秘、惟願同人共知、將見無子者有子、產難者不難、則吾一片婆心、槩有補于世矣、

男服補天五子種玉丹

男人之精、即血化、補天者、乾也、乾為天、天一生水、補血添精之義、體不足而有四者之病、可統治之、加減于後、藥無間斷、

大原生地八兩一清水洗淨入瓦罐中水煮一晝夜再蒸晒九次焙乾
山萸肉四兩炒酒拌 淮山藥四兩乳拌蒸晒 丹皮三兩酒炒
塊雲苓三兩乳拌蒸晒 澤瀉三兩鹽水炒 當歸身四兩酒炒
淮牛膝二兩炒 杜仲二兩鹽水炒 川續斷二兩鹽水炒
枸杞子四兩酒拌蒸炒 五味子二兩炒 女貞子三兩鹽水蒸炒
車前子二兩炒 覆盆子三兩鹽水洗晒炒
外用紫河車一具、甘草煎水浸洗淨、挑去血筋、煮爛打、或焙乾炒磨、
以上共爲末、煉蜜爲丸、每晨淡鹽湯服四五錢、久服自能

　生精益腎，如有別故，照後加入，自必得子。

一如氣不足、精不射者，加蜜炙黄芪十兩，熬膏。（如有力之家加人參一兩更妙。）

一如精薄或精少，加大米魚肚四兩（用蛤粉炒），鹿角膠（蛤粉炒）二三兩，猪脊筋十條（取出汁來拌入茯苓內，蒸晒焙乾）。

一臨事易泄者，加鹿角霜三兩（生研和入），釵石斛三兩（炒），人參一兩（焙），麥冬二兩（炒）。

一如體熱，加地骨皮二兩，蓮鬚二兩，牡蠣粉二兩，金櫻子熬膏代蜜。

一如精冷體寒之人，加肉桂一兩（去皮研入），巴戟天二兩（炒），鹿角膠

四兩、蛤粉炒、破故紙四兩、鹽水炒、或加用鹿茸一對、製、

一勞心之人、心血耗散、常至臨事不舉、此心虧血少、非腎火虧也、本方加桂圓肉四兩、蒸、棗仁四兩、炒、茯神四兩、炒、人參當歸、柏子仁、益智仁等、一派補心之藥、均可加入、自然君火生旺、君火一動、相火必隨之、未有心不動、而腎舉事者也、世人每謂相火不旺、而陽痿、服附子、鹿茸、海狗腎、硫黄、鹿鞭、一派大熱之藥、甚有靠此熱藥以縱慾、不知熱性猛烈、反消耗其精血、卽太極之謂陽生陰死、火旺水枯、日後必生異毒、血海易於枯槁、莫可制也、富貴之人、往往如此、慎之慎之、

女服益母勝金丹

婦人以調經爲主，其外肝經之病最多，肝氣鬱結，每多胃脘痛、肋脹，甚至癥瘕腹痛，則經爲之阻，或受孕而易于小產。另有女科方法，和肝養血爲先，他症一去，再服此丸，待經絡調暢，即可受胎。或用此丸，照後加減，亦多效驗。

大生地四兩　水煮半熟，加酒一大碗，再煮收乾，蒸曬打入　當歸四兩　酒拌曬炒

白芍藥三兩　酒炒　淮牛膝二兩　炒　川芎一兩五錢　酒炒

茺蔚子三兩　炒　杜仲三兩　鹽水炒　白朮四兩　土炒

丹參四兩　酒炒　香附米四兩　醋、酒、薑汁、鹽水各拌一兩，飯上蒸，再曬乾炒

以上共爲末和勻另用益母草八兩水熬成膏一碗加煉蜜爲丸桐子大每晨開水吞四五錢空心服或兩料合一料以便接濟如有他故照後加減

一如素有腹脹防碍飲食或以生地易熟地　或以製首烏易去熟地

一經未及期而行或色紫血熱也加　丹皮　生地　條芩

一經過期而後行或色淡血寒也加　肉桂　紫石英

一臨期腹痛名曰痛經乃血中之氣滯不調加　延胡索　廣陳皮

一或肝氣不和或多怒加　廣木香　白豆蔻

一脾胃不足體本虛弱加　人參、茯苓、山藥、血去多亦然、

一素來多白帶者加　白扁豆、苡仁、阿膠、加人參茯苓亦可、然帶有五色宜細辨之、大概只知爲白帶、而白中略有青色卽爲青帶、宜加木香或少加柴胡、略有黃色、則加茯苓陳皮姜棗、略有淡紅色則爲赤帶、方中加赤苓丹皮生地、略有黑色、加車前子胡蘆巴以溫腎、

此皆發於五臟、所以隨各臟之色、而總歸于帶脈而出、是以謂之帶、有從濕熱而化、有從寒濕而化、大抵體實者帶少、雖云婦人十個九帶、究竟有一臟之不足、或思傷脾、怒傷肝、慾傷腎、或

氣鬱則濕熱生、而清濁相混、以致帶脈不清、任脈不暢、故帶下也、若白物下多、亦令人成勞、成損、不可不早治、補益脾腎之氣血、又有一種白淫、與男人之白濁同、乃出自骨髓、令人面黃無力、骨軟少神、皆房慾勞傷、妄想夢交而得、心旌搖動而來、多者名曰淋、輕則六味地黃湯可治、重者陣陣如水之來、必用人參黑歸脾湯、加牡蠣粉、金櫻子、兜澁之藥治之、不然必經水斷而成損症也、 有腹中硬塊、有時疼痛、此瘕氣也、宜調肝爲主、又有陰疝、宜加川楝子、荔枝核、

濟坤大造丸

此朱丹溪先生之方，治氣血本弱，不能攝元成孕，或頻墮胎，及生子不壽，或孕後虛熱自汗，食少帶多，並宜服之，益氣血，補子宮，種子神方。或服前方，使經期已調，隨服此方一料。

紫河車 一具，製如前　人參 一兩，切片焙乾，研細和入　天冬 去心　麥冬 去心

當歸　淮牛膝　山藥 各一兩　熟地 四兩　杜仲 薑汁同鹽炒　黃柏

五味子 各五錢

如虛弱多汗，加黃芪 二兩，蜜炙　地骨皮、知母 各一兩

如脾胃虛，常大便溏瀉，加白朮 二兩　蓮子 二兩，俱炒

如少睡驚悸者，血少也，加炒棗仁　桂元肉 各二兩。

胎產醫法總論

是書爲胎產家便覽、既爲胎產、必先種子、而後有孕、乃始用安胎、胎前保得十月滿足、方用臨產、產後諸樣病情、治法用藥、以保母子兩全、斯作者之心事畢矣。然胎產之書、前哲註刻、均行于世、而書多者太繁、衍簡者缺略未備、又有托名翻刻、致失眞原、久後流傳、以訛傳訛、難保無危。如薛立齋之良方善矣、而產後發痙、一症用小續命湯、此方爲中風而用、其中麻黃防風黄芩之類、何堪與產後之人服耶。雖自陳明後續云、前方與服不已、則轉用十全大補、予恐前藥過喉、雖有十全、已無補于事矣、再丹溪胎產秘書一本，乃周衡山刻行善事也。集中云巳失作者姓氏，可知借丹溪之名。方中用生化湯，凡一切孕婦月月可服，此言大悞蒼生。蓋生化湯爲產後去瘀生新之意，其中黑薑、桃仁，豈可施於懷孕婦人？安得不胎熱血行，立見其小產者乎？再以當歸、川芎，用少則養血，用多則行血，故產後爲必用之藥。於理甚明，故吾知非二公之作，眞僞可辨矣。外達生篇臨產備用，善本爲產家之必要，惜乎胎前產後俱未備載，得一缺二。今吾書於達生併胎產前後方藥齊備，將峻險之藥刪除，取乎穩當，不致悞事。用治胎產，無餘蘊矣。然病有變化，莫测，而運用之

妙、存乎其人、臨症消息、增減可矣、

診孕脈心法

經曰：陰搏陽別，是爲孕脈。又曰：手少陰脈動甚者，孕也。或謂流利雀啄之脈，孕數月之象也。予每診之，亦有不然，惟見兩關滑而流利，知是孕也。或問何以現在兩關？予曰：兩關者，肝脾之部位，蓋肝藏血，脾統血，血不流行於經，乃凝成而爲孕，所以現于兩關，滑而和勻，最爲有準，此前人所未發之秘旨。或問閉經之脈亦于關乎？予曰：經閉之脈必澀滯，亦不定于兩關；叶孕之脈必滑利，是一定在兩關。初孕之時，常見兩尺沉伏之狀，此予數十年來悟得之秘，今著之於書，以爲準繩，再以其人病脈不病並與前賢論參考，則庶其臨胗毋錯矣。

胗脈定男女心法

古人謂左寸爲陽脈，浮大者爲男；右寸爲陰脈，沉實者爲女。兩寸皆大，主雙男；兩寸寔，主雙女。予常胗大而旺者多女，沉靜而兩手和匀定生男兒。其兩手脈偏于左大者男，旺于右手者女，此又易于辨也。然又有其人平素之脈本屬六陽六陰，又不可以大小辨也，只在細察其情。左尺實者是男，右尺實者是女也。其雙胎之脈，大抵兩手均大而旺，又何獨在寸脈一部而然？要知前人只以論理，而不能盡形於筆端，胗者當于心領神會，體

察其人之厚薄血氣之旺衰、斯得之矣、又有血旺之人、未及月而孕脈現、血不足之人、二月尚未見孕脈、此亦本體之厚薄耳、

一驗胎之法

婦人經期不來、已過四五十日、或偶見紅而少、或脈不應指、疑似之間、以此驗之、用川芎爲細末、煎艾水調、空心服二錢、腹內覺微動、則是孕、不動者非也、或以外象參看、如見食不喜食、或惡心而吐、或體倦欲臥、雖體質不常、孕脈不現、其要六脈調和、亦當是孕、此即是人病脈不病、但與養血安胎之藥數劑、孕脈自現矣、

安胃定胎散

白朮一錢　陳皮七分　砂仁五分　茯苓一錢

當歸身八分　藿香三分

老姜一片炒米二錢水煎服如惡心而吐痰者加製半夏

五分

孕婦食忌　既受孕矣則當慎之

如眼前之雞子、雄雞、糯米、生姜等物、古書皆云宜忌、此家常食物、難以盡戒、但雞子糯米有補益之功、又何必戒、而雞肉同糯米共食、令子生寸白虫、豆醬與藿香同食、主墮胎、鱓魚同田雞共食，生兒必啞。而田雞蝦蟆爲之鼎蛋，與人同形，男女皆不宜食。世間食物頗多，又何必食此。蛋且男人食之，精滑少子。女人食之，生子不壽。況且殺田雞時其物抱頭而鳴，聲如孩啼，聞之可慘。賣田雞之人多屬無後，以此觀之可戒。食騾馬肉，延月難產。食螃蟹，多橫生。食兎肉，兒必缺唇。食雄雞，生兒多哭。食鯉魚，兒生疳癀。食野獸，兒生怪疾。多食火炙煎炒之物，兒必多生瘡毒。鴨子與桑椹同食，令兒心寒。腹痛皆有應驗，切須禁忌。總之孕婦宜清淨，宜小勞，宜買物放生，不宜看戲，勿觀異物，勿致動怒，勿戲謔，勿妄想。飲食只可家常菜飯。行路不宜急，下步不宜

重、勿攀高拾物、勿輕狂負重、知字者常觀經書、則生子自然聰明清秀而多壽、

藥忌

娠妊在腹、如懷藏寶、服藥所忌、防其傷胎、醫家舉筆、留神不可孟浪、草率、吾師程鍾齡先生、同葉其蓁先生編歌句、俾後人易於誦記、予略爲之增補、此外仍有信砒、水銀、斑蝥、水蛭、蛇蛻、蜈蚣、一切毒物、雖非恒用之品、或遇生毒別故、皆宜留心避之、

歌曰

烏頭附子與天雄　牛黃巴豆並桃仁　芒硝大黃牡丹桂

牛膝藜蘆茅茜根　槐角紅花及皂角　三稜莪朮薏苡仁

乾漆蕳茹瞿麥穗　半夏南星通草同　乾姜大蒜馬刀豆

延胡常山麝莫鬭　黑丑檳榔同蘇木　傷胎之藥避其凶

此中有安胎止嘔，不得不用半夏者，必用開水泡洗三次，以去燥烈之性，嘔止即去。有熱病閉結，傷寒傳經入腑，而必欲大黄者；有中寒于陰，必欲薑桂者。内經曰：有故無殞，亦無殞也。衰其大半而止，此即有病則病當之，乃從權也。然必不得已而用之，不可過劑，而用藥中亦必有顧胎之味，予意總之胎前有病症，重在保胎；産後有病症，重在溫補，此至穩至當之理。

惡阻孕婦嘔吐名曰惡阻非謂經阻而言

娠娠之際、經不行、濁氣凝滯、上干清道、或中脘停痰、胷膈滿悶、眩暈嘔吐、或倦臥無力、而不喜食、或一時覺大病之象、或過時而全無病、此所謂孕婦多怪病、寔非病也、名惡阻、方用二陳湯、加枳殼炒、砂仁研去殼、以安胃化痰、若脾氣虛、用六君子湯、加紫蘇梗五分、枳殼炒五分、砂仁五分炒、香附八分、加姜棗煎服、其半夏必用姜水泡洗三次、若與人參同用更穩、惡阻之症雖屬尋常、然嘔多不食、氣必上逆、逆則防冲動心包、孕婦有碍、急宜安胎調胃、

二陳湯

製半夏泡一錢　廣陳皮七分　白茯苓一錢二分

炙甘草五分

本方加人參八分　白朮一錢　即六君子湯俱宜加姜

棗煎服

胎動不安

胎動各有所因、或怒動肝火、或起居不慎、或跌撲閃動、及房事

動擾、則胎不安、孕婦腰痛發熱、不食不眠、方用安胎飲主之、各

有加減法、設若不安之甚、防其胎傷于內、須驗其舌與面色相

配、如面赤舌青、知必胎已傷、面青舌赤、母傷子存、面舌俱赤、兩無妨、面舌俱青、兩命亡、如產婦口吐白沫、唇口色青者、立死難保娠妊者、切宜慎養、

安胎飲

神效湯 治滑胎欲求不墮[illegible]神方也
黄牛鼻子一个 煅灰存性 南人茅草[illegible]黄酒服

大熟地 三錢 歸身 一錢 白芍 一錢 酒炒 炙草 五分
艾葉 五分 砂仁 五分 研 白茯苓 一錢 五分 川芎 三分
白朮 一錢 土炒 阿膠 一錢 水煎服

若起居不慎、房事擾動者、加人參一錢、杜仲二錢、川斷一錢、桑寄生二錢、眞者爲佳、如無力用參、即加蜜炙黄芪三錢、

若怒動肝火，本方加柴胡三分、黑梔八分。

若脾虛氣滯者，除熟地，加人參五分、陳皮五分、白扁豆二錢（炒）。

若跌撲傷動，另用當歸一錢五分、川芎五分、靑木香一錢、桑寄生二三錢。此物極能安胎，最妙，惟恐不眞。

若感風寒相搏，須按各經以袪之。輕者于本方除熟地，加蘇梗一錢。此味能寬胎氣，去脹滿，且安胎。或加靑苧三錢、大凡子煩諸症，皆可加入。

更有氣虛胎下陷者，另用補中益氣湯以升舉胎元，則安。大抵體弱之人，安胎飲內皆宜加人參，卽合成膠艾八珍湯，

補中益氣湯

炙黃芪二錢 於朮一錢土炒 陳皮五分 歸身一錢 柴胡三分蜜炙

升麻三分蜜炙 炙草五分 加姜棗煎服

保胎丸 此即家認菴先生托胎丸予加當歸配成君臣佐使

四味名保胎丸極有效驗即名千金保孕方

杜仲八兩用糯米粥湯拌蒸晒乾炒 山藥六兩炒另磨留粉二兩打糊法丸

川斷四兩鹽水炒 當歸二兩酒炒 即用山藥粉打糊爲丸亦

有用棗肉打爲丸不拘時開水送下四錢

凡有孕者即令服之服過七個足月可止此方物省而功大

永無小產之患、且產後多乳、病貧者宜傳此方、與服價廉不費、雖受外感亦勿間斷、如見有小產者、即傳此方、其效如神。

漏胎

婦人之經血、一有孕時、即畜之以養胎、至產後則變乳以養子、此天地生人自然之妙、倘孕婦忽然見紅、名曰漏胎、急宜服藥保之、毋致血瀝多而胎不保也。若因風熱動血者、即用四物湯送下防風黃芩九二錢、一日兩三服。若因怒動肝火者、用逍遙散加黑山梔一錢、條芩五分。若血虛妄走者、用四物湯加茯神、阿膠各一錢、艾葉五分、蓮子十粒。若脾虛不能攝血者、用歸脾湯加膠艾蓮子、若氣虛下陷者、亦用補中益氣湯、若去血太多、即用八珍湯大補之、然必要人參、即同血脫益氣一體耳、百問曰、胎息未足、勞力觸犯、或食毒物、或房勞驚恐、令子宮虛滑、經血淋瀝、敗血湊心、子母難保、此急症也、速大補之、產集曰、肝經有風、下非胎血、宜服防風黃芩丸、此是症也、千金方曰、娠姙下血不止、名曰漏胞、胞乾便死、急用生地八兩、以清酒三升、煮減半、綴去滓、服此、亦急症也、有等姙婦、紅漏不多、精神如故、六脈和平、此兒小血盛有餘症也、醫者望而知之、

四物湯

大生地三錢　當歸一錢　白芍一錢二分　川芎三分　加絲綿

燒灰五分水煎服

防風黃芩丸

實條芩一兩　醋炒黑色　防風一兩　炒

右二味爲末酒糊爲丸米湯下

逍遙散

當歸身一錢　白芍一錢　白朮一錢五分　柴胡三分　炙甘草五分

茯神一錢五分水煎服

歸脾湯

人參一錢　白朮土炒一錢五分　黃芪蜜炙二錢　歸身一錢五分　炙草五分

茯神二錢　棗仁炒一錢五分　遠志五分　廣木香五分　桂元肉五枚

加薑棗水煎

八珍湯

人參二錢　白朮三錢　茯苓二錢　甘草五分　熟地五錢　歸身一錢五分

白芍一錢　川芎五分　加薑棗煎服

補中益氣湯見前胎動

半產

有孕須防三五七月、蓋孕三月胎火初動、常令心煩悶亂、四五月受少陰君火以養精、六七月受少陽相火以養氣、稍有氣血不足之體、則胎墮矣、

巢氏曰、受胎在腹、七日一變、至三月屬心、五月屬脾、七月屬肺、皆屬五臟、臟陰虧而易墮、如初一月屬肝、怒則墮、每洗下體竅開、亦墮、房事不謹、亦墮、即前文所謂隨受隨落也、大半皆如此、人所不覺耳、大凡胎氣腹痛者常事、而腰痛者切須防也、總宜服藥補腎安胎、不可不早言之、至紅一漏、只可十保其三、宜服安胎飲、重用熟地、或加人參桑寄生、但小産重於大産、蓋大産

乃瓜熟蒂落、天生自然、小產必有所由、驚動而下、乃生斷其蒂、胎之胞附於帶脈、帶又環繫于腰、是以腰痛帶脫、胞胎即下矣、預服保胎丸、則無患矣、

小產後、即如大產相似、治之若去血多者、即可服人參熟地而當歸宜用重、亦是去瘀生新之意、有虛寒之甚者、宜加附子阿膠、

子煩

子煩症、心煩悶亂、說不出之難過、此君相二火、翕聚以養胎、火盛內熱、致煩也、宜用淡竹葉湯主之、若氣滯痰凝而悶者、用二

陳湯加白术、黄芩、蘇梗、枳殼。若脾虚胃弱、食少嘔吐者，用六君子湯，或加香砂以安之。但子煩之症，不善調攝，則胎動不安，須防小産之患。又有吐久氣逆，胃元大虚，不能進飲食，恐致産母氣脱，故初即要降火，繼即安胃進食，此一定也。

淡竹葉湯

淡竹葉十片，洗　黄芩一錢　知母一錢　麥冬一錢五分，去心　茯苓二錢　水煎服

二陳湯　見前惡阻

六君子湯　同見前　如加香附一錢、砂仁五分，即香砂六君子

湯

子懸

子懸乃胎氣上逼、緊塞於胸次之間、脹滿疼痛是也、有寒火之分、有肝氣、有停飲、有火盛、心悶絶而死者、方用紫蘇飲、連進以救之、

紫蘇飲

紫蘇　歸身各一錢　白芍　炙草各五分　川芎三分　人參六分

大腹皮八分黑豆水洗　砂仁去殼三分

右各味外加姜一片、葱白一寸、煎服

子眩

子眩爲氣逆暈厥，並用紫蘇飲，然有脾虛夾痰，用六君子湯加天麻五分，若脾不甚虛，獨頑痰閉塞者，用二陳湯加竹瀝、姜汁。虛寔之間，宜察辨之，如不合法，即防胎落。大約肝經氣逆者多，予常用紫蘇飲加枳殼、鈎藤而安。

紫蘇飲見前　六君子湯見前惡阻　二陳湯見前惡阻

子癇又曰子冒

孕婦血虛，風邪入肝，忽然昏冒不知，須臾則醒，過時復發，久則變痙，痓瘈，即口噤，搐搦，背腰反張，如見鬼發驚之狀，方用羚羊散定之，若怒動肝火，佐以逍遙散加人參五分。若引動胎氣逆上，佐以紫蘇飲，兼脾虛夾痰者，佐以六君子湯。或因中寒而發者，宜用理中湯加防風、鈎藤。此症宜速治，若頻發無休，不但胎孕驟下，抑或血隨漩散，母命難保。如胎下，即大溫補氣血為要，方可得保母命，遲恐難以挽回。

羚羊角散

羚羊角　獨活　當歸各一錢　川芎三分　人參八分　茯神一錢五分　桑寄生二錢　鈎藤三錢　防風七分　甘草五分　加姜煎服。或加竹瀝。

理中湯

白朮二錢　炙草五分　乾姜一錢　水煎服或加人參更妙

逍遙散　紫蘇飲　六君子湯　俱見前

子瘇　又名子氣　子滿　胎水

妊娠婦人常有面目腿足瘇脹故有各瘇之名其實皆由脾土不足以傳化水穀之濕而胞胎壅遏膀胱不化水泛橫流致肺氣不降而喘息小便淋瀝不利古方用鯉魚湯　葵茯湯　白朮散　皆有妙處予每用五皮飲如水瘇之治亦多驗蓋一體水症也此方簡而易不已再用鯉魚湯惟參朮不宜早補補則填塞不通總宜利濕為先如體厚者或輕而小便利者亦可不

必治待生子後而自消矣、此皆以體薄而言不致脹滿難過、

鯉魚湯

白朮四兩　生薑一兩　茯苓四兩　當歸二兩　白芍二兩

鯉魚一尾重斤　先以水煮鯉魚取汁澄清以汁煎藥分五次服

葵茯湯

冬葵子半斤炒　茯苓三兩　共爲末每米飲湯服二錢

白朮散

白朮　茯苓　澤瀉　陳皮　姜皮　大腹皮　木香原方無

分兩

加味五皮飲

桑白皮一錢五分　大腹皮一錢五分此味只可治胎癰常見治水癰者服之愈大須慎用　茯苓皮一錢五分　新會皮一錢五分　紫蘇梗一錢五分　車前子一錢五分　老薑皮八分　五茄皮一錢五分　二三劑後再加白朮、茯苓，消去大半，然後再用六君子湯補其脾氣，亦宜食淡淡以滲利也。

子嗆又名子嗽

娠姙數月，胎熱沖肺金，常有咳嗽者，宜用瀉白散加黃芩、蘇梗、川貝主之。如感風熱，再加荊芥、桔梗、甘草。毋任咳嗽傷肺，釀成產勞又不可用溫散之味，如羌活麻黃桂枝之類，反傷肺而助火，恐胎熱上逼，莫可療也，如前藥之不愈，可服六味地黃湯，爲至穩之法。

瀉白散

桑白皮二錢　地骨皮三錢　二味煎服

六味地黃湯

熟地三錢　萸肉一錢　茯苓一錢　山葯二錢　澤瀉八分　麥冬一錢五分

此味代丹皮　水煎空心服

子鳴

[illegible]婦腹內出聲乃小兒腹內啼也此由胞中疙瘩兒常含于口[illegible]兒血偶然孕婦攀高拾物脫出兒口因而啼鳴急令孕婦[illegible]跪地片時如拾物狀啼即止矣或服四物湯加白朮茯神二劑胎氣安固然必孕六七個月者有之

子瘖

娠姙至八九月忽然不語謂之子瘖不必驚慌但以飲食調養可不必服藥此胞胎繫于腎腎脈貫舌本待分娩自能言也如不放心可服四物湯加茯神遠志亦有即能言者若妄投雜藥反恐有悞

子淋

腎開竅於二陰，與膀胱爲表裏，熱則小便淋瀝，甚者心煩悶亂，用子淋散主之，如腎虚熱不能司化，用六味湯加車前子，或加知柏治之，又有安樂散、葵子湯，皆可選用。

子淋散

茯苓　麥冬　木通　甘草　大腹皮　淡竹葉，水煎服

安樂散

人參　麥冬　歸身　甘草　通草　滑石　細辛　燈心各五分，水煎服

葵子湯

冬葵子　滑石　木通　各等分加葱白七寸水煎服

小便不通　又名轉胞

此症不比淋，淋乃頻數，爲子淋，不通則點點滴滴，甚至點滴不能下，症重于子淋矣。此胎墜于下，胞系被壓，故名轉胞，其禍最速，如不急治，即溺汐上逆，上吐清水，如關格者，可不危乎。丹溪，胎氣，朱丹溪先生用補中益氣湯服下，隨探吐之，大有義理。吾師鍾齡先生用茯苓升麻湯，奶效如神。古方有用四物湯加黃芩、澤瀉，此治輕者而用也。又張仲景先生治轉胞方用熱八味湯乃下焦偶感虛寒胎氣陰冷寒水斷流得煖則陽氣宣通矣、又有一症爲孤陽無陰不能化氣者宜補其陰古方滋腎丸是也吾師用六味湯加車前牛膝亦多收功斯二症一陰一陽水火之分極宜深究不可錯悞當胗其脈之遲數察其人之喜冷喜熱合而辨之庶不悞人、

補中益氣湯 見前 四物湯 見前 六味湯 八味除桂附

茯苓升麻湯

白茯苓 五錢 赤茯苓 五錢 升麻 一錢五分 當歸 二錢 川芎 一錢

苧根 三錢 急流水煎服

八味湯　即六味加桂附

熟地三錢　萸肉一錢　山藥一錢五分　茯苓一錢　澤瀉八分

麥冬一錢代丹皮　肉桂三分　製附子三分此二味胎中慎用　水煎涼服

滋腎丸

黃柏一兩炒　知母一兩蒸炒　肉桂一錢去净皮研　蜜丸開水下五錢

孕悲

孕婦無故悲泣爲臟燥也用大棗湯或竹茹湯治之自愈

大棗湯

小麥三兩　甘草三兩　大黑棗十枚　水六碗煎三碗分三四次服

淡竹茹湯

人參一錢　茯苓一錢　半夏泡五分　麥冬五錢　甘草五分　竹茹一錢五分

加棗姜煎服　此方心虛虛煩驚悸皆可治

尿血

孕婦血尿不必驚慌，方用續斷湯，或膠地湯，如怒動肝火，用加味逍遥散，若食火炙熱物，用加味清胃散，有血熱流滲於脬，即爲血淋，用葵子一升，研細，水煮二升，分三次服

續斷湯

川續斷五錢　赤芍藥五錢　生地一兩　當歸五錢　共爲末，每空心

每日煎湯調服二錢

膠地丸

阿膠二兩蛤粉炒爲末 大生地二兩酒蒸熟杵膏 二味爲丸如桐子大每服七十九空心米飲下此方極穩且補血如急時毋樣二錢水煎服

乳泣

有孕在腹、乳自出、名曰乳泣、泣多恐生子難養、緣內血不足以養胎也、乃氣血虛弱、不能統攝、多服八珍湯以助其血、子遂能育、所謂醫有贊育之功

八珍湯見前胎漏

胎不長

婦人月經不行已六七個月，從前月事準，今又無病，腹不見大，脈見微滑，但不甚旺，此胎不長也。是以常有十二三個月而生者，此產母血氣不旺，法當助其血氣，補其脾胃，即胎長腹大而生。補脾用五味異功散，培血用八珍湯，如有別疾，隨症加減。集驗方用鯉魚尺許煮食其汁，胎能長。指掌方用黃芪湯、白朮丸，皆能長胎，均助脾胃、補衝任之法。

五味異功散即六君子除半夏

人參　白朮　茯苓　甘草　陳皮　加姜棗煎服此方除陳皮加四物湯即八珍湯

黄芪湯

黄芪　白朮　茯苓　麥冬　人參　陳皮　甘草姜棗煎服

白朮丸

白朮　當歸　阿膠　地黄　川芎　牡礪　川椒　蜜爲丸

熱病防損胎

孕婦或感傷寒、或染時令火症、燒熱昏昏不退、急用凉藥清解、以保其胎、如三黄解毒芩連羚羊、惟犀角傷胎之物不宜用、如不解至胎損腹中，不得下，孕婦昏憒，斯時極難，著手須驗產母之舌，如面赤舌青，其子已損，急用平胃散加朴硝服下立出，但死胎不得不下，下之又恐氣隨下脫，不下又難保產母，倘面青舌赤及面舌俱青，而口吐白沫者，胄兩命難存，不可爲也，設遇胎下面轉赤，尚有一息之存，隨卽以參芪歸地救之，間可活十中一二。

平胃散

蒼朮二錢　厚朴一錢五分　陳皮一錢五分　甘草八分　加朴硝五錢

煎服，又方獨用朴硝三四錢，童便一鍾，和熱酒調服，卽下，但下

婦如産後溫補若仍作熱症醫即錯矣

孕婦傷寒

凡遇傷寒必保胎莫與尋常一樣猜最穩只宜香蘇飲分經加味變通來

香蘇飲

香附　紫蘇　陳皮　甘草　砂仁　如太陽經加防風　荆芥　秦艽　陽明經加葛根　知母　少陽經加柴胡　黄芩　人參

瘧疾即是少陽症邪在半表半裏之間

此症乍寒乍熱過時神清有一日一發者有隔日一發者始則亦宜香蘇飲表之如待寒熱分明始用小柴胡湯和解之切勿早用柴胡若汗多宜加人參如熱盛寒少而有汗可加石膏知母以涼散退熱勿致熱傷胎氣早爲留意

泄瀉

感寒濕者水瀉食生冷而不化者溏瀉皆用神朮散以治之

神朮散

製蒼朮一錢五分 厚朴炒八分 陳皮八分 甘草五分 藿香一錢

砂仁五分 加姜一片煎服 或加茯苓大腹皮

痢疾

痢輕而痢重，痢則裏急後重，下痢紅白稠粘臭穢，此積物與熱結聚腸胃，氣閉不通，宿滯不去不愈，初宜葛芍湯，次用消積，再用香連丸，總以能食者輕，食減者重，絶食噤口者死

葛芍湯

葛根二錢　赤芍藥三錢　廣皮一錢五分　苦參一錢　陳茶葉二錢

煎服不已，再加山查三錢炒　神麯一錢炒　或檳郎五分

香連丸

廣木香一兩焙　川黄連五錢〔□□□□〕丸，每服二錢，米飲湯下

止後隨服生地四物湯以調血分

鬼胎

人之臟腑安和，心正無思，精神健旺，氣血充實，安得有妖魅之邪乘之。惟體本柔弱，精神或亂，或獨居靜室而多驚疑，則邪氣交侵，而夢與鬼交，而成經閉腹大，正如懷子一般。但其婦必面色青黃不澤，脈細濇，或大或小，兩手兩樣，變更無定，或作寒熱之狀，攢眉不樂之形，此由肝脾憤鬱之氣，非胎也。治用雄黃丸攻之，而以各經見症之藥輔助元氣，前賢又有斬鬼丹極妙之用，消去，隨服桂附八味，或服六君子湯、歸脾湯以補正心

病自無他患、虞氏曰此肝腎相火發爲白淫流入子宮結爲
此胎是本婦之精結非眞有鬼交也
雄黃丸
明雄黃　鬼臼　丹砂水飛各五錢　延胡索七錢　射香一錢
半夏一兩姜炒　川芎七錢　共爲末蜜丸空心服三十丸
斬鬼丹
吳茱萸　川芎　秦艽　柴胡　芫花醋煮　殭蚕　巴豆霜
巴戟天　蜜丸酒下七丸出惡物愈
桂附八味見前小便不通　六君子見前乳汁異功散加半夏　歸脾湯見前胎漏

吐血

孕婦嘔、或因感風熱者、必咳嗽、嗽久見血、用香蘇飲加黃芩象貝以清散風、去咳止血、必不吐也、或胎熱胃火上冲而吐者、但用安胎飲加黃芩、麥冬其生地只用小者、胎凉血自歸原、或因食煎炒炙煿之物、致胃火上逆而吐血者、用清胃散去丹皮加麥冬黃芩主之、若本體虛弱、素有血症者、用六味地黃湯加地骨皮釵石斛麥冬牛膝、降其虛火自安、

安胎飲見胎動 六味地黃湯見前

香蘇飲

蘇葉一錢　香附八分　陳皮七分　甘草五分　荆芥八分　蔓君子一錢五分　秦艽一錢二分　川芎三分　防風五分　水煎服

清胃散加減

生地三錢　連翹一錢二分　黃連三分　麥冬二錢　黃芩五分

象貝一錢　煎服

便血

孕婦大便見血，亦是血熱妄行。大凡血症上行爲逆，下行爲順，宜服生地四物湯加麥冬、槐米、赤芍、甘草主之，如係藏毒加金銀花必自愈。

大便燥結

孕在腹中、總有胎熱、大便燥者多、切勿臨圊用力努掙、多有因此而小產者、爲用力努傷胎氣、致兒隨下、亦有掙傷胞衣而墜下者、蓋胎被氣迫下、氣愈迫、而大便愈難出、只宜服生地四物湯、加松子、黑芝麻、或麥冬、瓜蔞、並以菜油、或生麻油沖湯飲之、皆以潤腸之意、而大黄滑利之藥、皆忌服、

孤漿

娠婦六七個月、暴下黄汁水、或如膠、或如豆汁、多者升許、名曰孤漿、並非産也、然毎毎胎動腹痛、皆氣血元虚、若認爲産、心慌

神張則胎必依而墮矣、急服黄芪糯米湯可保胎、服人參者更妙、方用黄芪六兩、糯米半升、水七升、煮汁三升、分作四服、日三夜一、儘服完爲妙、

悮服傷胎之藥

薛立齋曰、姙婦悮服毒藥、胎動不安者、急服甘草、黑豆、淡竹葉、濃煎以解之、予謂毒藥者、即内經婦人身重毒之、如何此必有他病而用、胎中所忌之藥、致胎動也、非眞有信砒毒耳、

心痛

大全曰、娠姙心痛、乃風邪痰飲交結、一謂肝氣不暢者、參若傷

于絡、則乍作乍安、名曰厥痛、若胎動下血、乃傷觸子臟也、用安胎飲、或火龍散、手拈散、輕者一味砂仁湯、使氣調自安、若果真心痛、指甲青、朝發暮死、夕發旦死、無能爲力、然此症懷孕者少、蓋真心痛、爲寒冷入心、水寇心火滅也、而懷姙者、必有胎熱當之、不致寒水上凌于心、

火龍散

川楝子　茴香各一錢　艾葉一錢五分鹽水炒　煎服

手拈散

延胡索五分　五靈脂　草果　乳香　沒藥各一錢　共爲末、每

服一錢

胸腹痛

張仲景曰、懷孕腹痛、當歸芍藥散治之、此益氣血也、然或有宿痰、或風冷觸犯、或氣、或食、統以香附砂仁蘇梗生姜四味、極穩、

當歸芍藥散

當歸　白芍　茯苓　白朮　澤瀉　川芎　水煎服、或爲末

每服二錢

腰痛

大凡腰痛、皆屬腎虛、在娠中最宜急治、蓋胞胎繫于帶脈、帶脫

則胞下墜矣。古方用青娥散治之。予常以熟地、杜仲合保胎丸多效。

青娥丸

杜仲四兩，姜炒　補骨脂一兩，鹽炒　核桃肉三兩

爲末，蜜丸，酒下。

診殺似胎案

吾于庚辰歲游寧國萬家渡金姓，娶妻十載未孕。忽月事過期，長安醫者謂之孕，遂以熟地、阿膠、芩、朮之類補安，延至十月，尚不見產。腹日大，婦日病，及至十五月，人不起床，食不過喉，腹大異常，爲一腹痛，即腸鳴，如踏水車之響，門外俱聞其聲，危急之甚。

斯蔣一詰　臣朱敷文晃大成兒相請在彼、邀往胗之、其人巳淹淹一息、諸醫袖手待斃、有曰鬼胎、曰經阻、予胗之六脉滑大無倫、按之堅寔、乃曰非孕也、此痰蠱也、由思多傷脾、脾不爲胃行其津液而化痰、初誤爲孕、服滋膩寒凉之藥、致痰不行、積久而成斯症、若不攻之、必無生理、隨用二陳湯加南星、厚朴、枳殼、三稜、莪朮、桂、姜、二三劑卽下行、病家恐致痢、急復請視、脉稍和、所下者赭色成塊、挑開內白色、予曰此血裹痰也、卽于前方加大黃礞石、又數劑、日下二三十行、腹漸消、而進靡粥矣、十日後轉用姜桂六君子湯、枳寔理中丸、煎丸並進、而病人起矣、衆皆敬服、彼時若再姑息不攻，安得不脹死，所以藥貴得當，何妨破格用之，以救此垂危之人，因存是案，以備後人之用。

樸讀吳菱山先生辨疑書中治一婦乃痰飲血癥症，為前醫作胎之悞，與此症相似。

種子產科心法上集　全

產科心法下集

目錄

臨產門

產後門 附論

胞衣不下　失笑丸　花蕊石散　牛膝散 附薛氏三方

玉門不閉　生化湯　八珍加味十全湯

心慌自汗　歸姜棗湯　醋炭薰法

血暈 附論　六君子湯

惡露不下

血崩　瑞蓮湯　歸脾湯　補中益氣湯　參附湯

子宮不收　寸金散

腸中痒　四物湯

不語　七珍散　六味地黃湯

發熱

乍寒乍熱　黃芪補血湯　清魂散

蒸乳　乳少

乳癰　瓜蔞散　香附餅　逍遥散

心腹諸痛　二香散　理中湯　橘核丸

腹内癰　牡丹皮散　苡仁湯　排膿湯　海浮湯

陳皮葵根湯

呃逆　橘皮竹茹湯

身痛　古拜散

腰痛　獨活寄生湯　清腰湯

驚悸　安神定志丸　養心湯

發癍

顛狂　定神湯　白金丸　琥珀地黃丸

虚勞　白茯苓湯　羊肉湯　人參鱉甲散

喘促

鼻中起黑煤　參蘇飲　貞元飲　咳嗽治法

舌黑舌枯　獨參湯　樸齋治驗案九條

臨產事宜方論

大凡婦人生子、乃天生造化、皆自然之理、不必心慌驚怕、切勿性急坐草、總宜忍痛爲第一秘訣、蓋胎至十月滿足、兒身轉動、常有試痛、並未正產、只宜服保產無憂散一二劑、多有服此藥而孕復安、隔十日半月始產者、切勿略覺腹痛、即呼收生穩婆、此等人每一進門、極其性急、若候半日、即便動手、或被挖破胎胞、水即流出、悞事者很、或兒身未轉、性急坐草、用力太早、每每倒生横生、傷胞壞事、其禍大矣、宜待瓜熟蒂落、如大富大貴之子、自有好時辰下地、何必人力爲之、只在忍痛自耐、如可食即食粥以助力、可臥則靜臥以養神、然必要坐直眠直立直、使兒易於轉身、切勿因腹痛而曲腰、按摩其穩婆不過待兒出腹托兒斷臍等事用之、名曰接生、未有在腹中能爲力者也、或早喚來令其遠坐以待、生不可令其動手探摸、房中宜靜、不可喧鬧、傍人不可交頭接耳、免使產婦心疑、面前不可多人、不過本家一二攙扶者、如夏月炎熱、人多更熱、恐傳產婦受熱氣、冬月天寒、房中須置火盆、不可被凍、直待腰腹痛一陣緊一陣、漸漸痛急、有似大小便俱出之狀、是其時也、斯時坐盆背後用有力婦人抱住、稍一用力、兒即出矣、如或來遲、再用穩婆看漿水血水俱到兒身扶正無物牽絆或煎佛手散與服活胎助血若係交骨不開即進加味歸芎散若血水去多胞中子腸乾澁隨服八珍湯即生此數藥宜預備在家切不可妄用催生等物有等老産婦腸中寬展兒易轉身常有腰腹一痛即時生下絶不費力身皆平時小勞臨産瓜熟天生自然並無難事此繫以初産者而言也既産矣不必問是男是女猶恐望子之切一或生女防致氣惱惱則産後多病産時與人參湯飲之貧者桂圓湯亦好但不可移動服湯之後然後輕輕扶上床床上須將被絮襯墊枕之勿使低頭眠恐瘀血不得下行隨與溫粥食之夜間用老

成婦人伴眠，日間房中亦宜作伴，蓋產婦心虛易驚，室內宜靜，俾安睡養神，外人來者不許入房。次日即服生化湯一二劑，去瘀生新，則產後無病。宜避風，少言語，戒氣惱，食清粥水泡飯，七日後煮台鯗魚淡食，十日後煮爛老母雞，二十日食火腿，或燒爛豬肚，滿月方食鮮肉。三五日間不可梳頭，如要洗面，只可令人繞手巾揩之，切勿用力勞動，恐致蓐勞之患。如此謹慎調護，則終身少病。茲或產後有故，該服之方，列明于後，各審其因而藥之，不可錯悞。緣產科雖前人頗多方書，未免太繁，皆博而難約，吾故揀其要者簡而易者，書中以是病附是方，使用方者一

月瞭然、

保產無憂散

凡方孕婦于八九個月、先服一二劑、臨月再服二三劑、若月分雖足、腹中似痛、總宜服此藥、則易產、并可以免產後餘患、若未及時痛者、服則即安、可稱古之仙方、

生黄芪一錢五分　當歸一錢五分　川芎八分　白芍八分酒炒

甘草五分　羗活　厚朴姜汁炒　枳殼麸炒　艾葉各五分

大腹皮五分此予加者　荆芥穗六分　兎絲子一錢五分　川貝母一錢

以上十三味加老姜二片水煎服

一佛手散

當歸二錢　川芎一錢二分　水煎酒冲服　臨產催生無過此方之妙，大抵漿水未行，宜無憂散；胞水已破，或延時不生，必用佛手散；若去血太多，恐血瀝乾兒難以轉身，方用八珍大補氣血，以助生機，萬無一失。

一八珍湯

人參一錢　白朮土炒一錢　茯苓一錢　炙草三分　熟地三錢　當歸五錢　白芍一錢　川芎一錢　加薑棗水煎服　或加丹參二錢　乳香五分　益母草二錢　冬月寒天加炮姜一錢　[illegible]者加生姜砂仁姙胎

上遁加淮牛膝三錢

加味歸芎湯　治交骨不開如神

當歸五錢　川芎二錢　體虛者減半　自敗龜板三錢　或灼過者亦可用　並便炙婦人頭髮一握肥皂煎水洗淨燒灰存性　水煎服下片時交骨即開　此方用者少蓋交骨不開有鎖骨者有血虛不能運達者、分穩婆以麻油調滑石粉塗入產門內或以兩指緩緩撐開、更有冬寒受冷不開者、急以熱湯傾盆內薰之得暖即開、皆宜速治、勿致傷胎、

　亦有倒生者

兒未轉身、産母用力太早、令兒脚破努出、當令産母安然仰臥、
以穩婆之手輕輕推入、候兒自順、若良久不生、著穩婆手入産
戶、就一邊撥兒轉順産門、乃服佛手散、催之、候頭正頂對努力
即下、

産有横生者

産有横生、縁兒身方轉、用力太急、逼令兒身不正、着産母仰臥、
令穩婆輕推兒順直、以中指探兒肩、勿令臍帶扳住兒頭、對正
用佛手散即生、

佛手散 見前

盤腸生

產有盤腸臨產子腸先出然後生子、如腸帶出時以極潔淨不破損之漆器盛、隨用蓖麻子四十九粒研爛塗產母頭頂上腸即收進、即用熱水洗去蓖麻子、如腸已乾磨刀水少許溫潤之、再以地理家好磁石煎湯服之、即收上、　又方用麻油蘸大紙燃點燈吹熄以此煙薰產母鼻中、腸即收、此方甚善、

又有暑產在盛暑之月熱氣蒸逼產母頭昏面赤、用井水一盆安于床邊以收暑氣、倘有凉風雨時亦宜閉門避之、

有凍產者言冬天嚴寒、氣血凝滯、致兒不下、此害最深、宜身背

向火下身温煖血始流通兒易生下　蓋腹痛時宜緩待而坐盆時宜速下遲防悞事急服佛手散與催生之藥察情詳理速與兒出

催生如神散

百草霜　鍋底煙煤此物因恐血去多　白芷不見火　二物等分

紅兒黑即止之意産後勿用

爲末每服三錢用童便米醋和如膏沸湯調服或酒加童便熱服

神寢丸

明滴乳香五錢另研　枳殼一兩炒　二味爲末煉蜜丸桐子大温酒服

三十丸。

催生散

黄蜀葵子半合、研爛、以酒濾去渣、溫服。　催生之方甚多、難以悉舉、若如兔腦丸之類、一時無覓處、然予亦未用、只以佛手散用者多已應驗、今略備三方、取易者用、葉氏有母死子存、不能出者、用水銀如彈子大、格口灌入喉口、捧起、令下、一食頃又捧令起、子即出矣、因註于此、備而不用。

附難產案

昔龐安治產七日不下、諸治莫效、龐令其家作湯溫其腰腹、自以手上下與之摩挲，孕婦腹痛甚，少間生一子。問其故，曰：兒已出胞，因手執母腸不能出，我爲隔腹捫兒手鍼之，無他術也。視兒右手虎口果有鍼痕。

又婦坐草早，惡露氣結不下，蓋恐則氣結而精神怯，上焦閉，下焦腹脹，用紫蘇飲而產。

滑伯仁治七日不產，且食少，用凉粥一盂，搗楓葉煎湯調飲，旋產。楓葉先生者先落，後生者後落，是用意也。

吳菱山見產三日不下，以車前子爲君，冬葵子爲臣，枳殼、白芷爲佐，服下立產。

高賓治劉姓之婦產不出而死矣臨殮經過見容貌不似死者因問其故斯時天正嚴寒異常知是凍產必由血冷凝滯不行即令用紅花濃煎湯緜蘸乘滚罨于腹上再用熱湯澆熨而甦甦隨生下一子安全

又治錢氏婦產難用佛手散加炮姜再用薛立齋法取路旁草鞋一隻取鼻絡小繩燒灰酒調和入片時即產下一男

又治許衛中妻產難三四日不能下穩婆欲用拆胎之法予曰不可設胎未傷而用刀必負痛上衝于心豈不兩命俱喪縱使胎死不下予自有藥下之乃令穩婆出隨用佛手散加炮姜二錢

厚朴一錢、煎服、將初更至半夜而生下、胎雖穩婆動手所傷、而
產母無恙、此亦冬寒血冷之故、得溫而出、以保全產母、
又于勝元五日產不下、用四物湯加倍進之不應、因思胞水瀝
乾、再進八珍湯助其氣血、更煎湯薰洗陰戶而生、此皆在浙
時略記之餘、惟用保產無憂散及佛手散應驗者多、不及多載、
諸書催生奇方頗多、緣方愈多而用心者愈亂、可不必繁載、
至於安產婦臥房、雖有其說、然不必盡信、思小戶之家無處可
移、俱要生子、
至于符訣催生之法、皆非正道、亦不載也、

產後

既產畢、或未動與參湯服過、或未下地先已服參、乃與開水一盃、扶上床以被褥靠住、閉目靜坐、如有汗出隨用硬炭燒紅澆上米醋一小碗、使酸味冲入口鼻、以收斂精神、或床前燒舊漆器、少頃食白米薄粥一小椀、數日內勿梳洗、切忌勞動、間有胞衣不下者、依法行之

胞衣不下

胞衣不下、最關利害、或孕中食煎炒、或臨產氣力疲憊、皆不能出、宜於剪臍時用苧綫繫定、不可即剪、服以歸芎湯、即佛手散、

自下，如或血入胞衣之中，脹大不能下，以致心悶脹痛喘急者，速用失笑丸三錢，藉酒吞下，如不應，再用花蕊石散二錢，或牛膝散亦可，血散脹消，其胞即下，如不急取，恐瘀血上升，有傷産母之患，是以失笑丸、花蕊石散，産科必有預備，以防急用。

失笑散

蒲黄略炒　五靈脂先去沾，略炒　二味等分，用米飲丸，淡醋水吞二三錢。此方治兒枕痛，亦必用之方。

花蕊石散

好花蕊石一斤，細研篩淨　上色硫黄四兩，研細　二味和匀，分四

次煉　先用好羊腎礶、揀無疤損者、用黄泥週身塗之、陰乾、晒至裂縫、即補好、恐進火氣、走出內中丹藥、方將二藥裝入、再用有油盞頭一個、仰蓋口上、用紙泥封固口縫、待乾、用細鐵線上下兩頭紮好、如此四礶共已齊備、用大砂盆一個、中安大鐵釘三條、品字安好、再平將礶安放釘上、週圍硬炭文武火煉、大香三炷為度、火不可動、次日已冷、然後取出藥研細、收裝入磁瓶內收貯、備用此藥十年、近載收陳不妨、每服二錢、熱酒童便調下、瘀血化水而下、如不應再進可也

此藥不但產後用、若有跌打損傷積瘀、腹內疼痛難忍者、酒服

□妙、大有活人性命之功、醫家不可缺此、
□後敗血衝逆或胞衣脹急不省人事但心頭温者灌下即甦、
□起死回生之法、然煉此藥不易、如火候文武不匀、礶口封
不堅、式硫黄性最猛烈、每致放砲人宜防備、且藥性俱走無用
矣、

牛膝散

淮牛膝　川芎　蒲黄微炒　丹皮各二兩　當歸一兩五錢
肉桂四錢　共爲末、每服水調五錢　薛氏云、胞衣不下則腹脹、
急用此藥加朴硝合服、自能腐化而下、緩則不救、

一方用灶下土四錢、醋調納臍中、絆定、續煎生甘草湯半盞、或加醋飲之立下、

一方用產母舊鞋底烘熱、熨小腹上下數次卽下、

一方產婦自髮含口中、作嘔狀卽下、古方奪命丹、黑龍丹、然不如花蕊石散之極妙、

玉門不閉

產門不閉、乃氣血大虛也、先用生化湯一二劑、隨進八珍湯補之、如不應、用十全大補湯溫補之、自閉無恙、間或難產者、被穩婆手指撏傷、致產門破損疼痛、卽可用花蕊石散少許摻于傷

處自然漸愈、

生化湯

當歸四錢 川芎一錢五分 黑姜一錢夏用五分 桃仁十粒去尖研雙仁者不用 益母草二錢 水煎溫服、或加茯神、甘草、看人用此仙方也。以生物化育之義、產後必用之方、凡新產次日則當服二三劑、自然去瘀生新、產後無病、或有他故、再按各症治之、世俗每謂山查去痛、不知是消胃之物、切不可用、

八珍湯見前臨產、加黃芪、肉桂、即十全大補湯

產後心慌、自汗、宜服歸姜棗湯、并醋炭熏法、

當歸四錢　黑炮姜一錢　炒棗仁二錢　加黑棗、水煎服、若服後自汗不止、心慌無主、恐防暈脫、可加人參一錢、熟附子五分、顧其根本、仍用醋炭薰之、以收神氣、汗自止、此內外並治之妙法、其人參在初產、原不便用、然虛脫之象、不得不用、只要重用當歸、則瘀血不得停留、不礙事也、人皆狐疑不敢用、是不知制法用之、不得當、自然悞事、若遇氣虛脾弱、汗出泄瀉、嘔吐不食等候、非人參附子、將何以救之、經謂血脫益氣、虛極生寒、必以十全大補方、可成功、再自汗秘方　五倍子一兩研末以男子津唾調敷臍內用綢帶束之而汗自止其效如神

且暈

張仲景先生云產後鬱冒爲血虛而厥也其脈微弱嘔不食大便堅頭汗出此血虛于下孤陽上冒防其脫也宜大補之

李東垣曰陰血暴亡心神無依致昏冒　朱丹溪曰氣血俱虛痰火泛上而暈　吾師鐘巒先生曾用人參兩許加炮姜附子以救之　予亦救多人用參芪歸地並進而起附案于尾卷

大抵脾虛痰厥頭眩而嘔者用六君子湯加炮姜若瘀血不行腹痛拒按者服佛手散下失笑丸此爲半虛餘皆大虛如面白眼闔口張手撒足冷鼻寒皆宜十全大補若一味退縮不急峻補則人已去遠矣後悔何及

六君子湯

人參一錢　白朮土炒一錢五分　茯苓二錢茯神亦可　甘草炙五分　陳皮七分

半夏一錢姜製　加姜棗煎服

十全大補湯　佛手散　失笑丸俱見前

惡露不下

產後胗視，必先問臨產瘀血多與少、有與無，此物關係不少。服前則防發熱也，腹痛也，小便被阻也，甚有積成內癰之患，久後變成癥塊，積致血蠱，豈不大有干係焉。如瘀不行，必以生化湯參服，自然流通。如兼腹脹，佐以失笑丸。如感冒下部受寒，加肉

桂 生化湯見前

產後血崩

其瘀露不可不行，又不可多行，崩者乃如水之流，此症最重，總觴榮氣空虛，不能攝血歸經，以歸脾湯主之爲正治也。然又有怒傷肝者，於歸脾湯加炒黑山梔一錢、阿膠二錢、艾葉酒炒，五葉（分）二分。或服補中益氣湯。又方有瑞蓮散止崩妙劑，重者參附湯加阿茯地補之。

瑞蓮散

湖蓮子百粒　棕櫚灰　當歸各一兩　川芎五錢　鯉魚鱗燒

灰七錢炮姜炭五錢共爲末酒調二錢一服自止

歸脾湯

人參一錢虛人三五錢炙黄芪二錢甘草五分歸身一錢五分

茯神三錢棗仁二錢炒白朮二錢土炒桂圓肉五枚

加姜棗煎服

補中益氣湯

黄芪二錢五分蜜炙白朮一錢土炒歸身一錢五分人參一錢

柴胡三分蜜炙升麻三分蜜炙炙草五分陳皮七分加姜棗煎服

參附湯平時崩症亦當參以此理

人參三錢　熟附子一錢　水煎服體虛之甚者加熟地一兩
茯神二錢　阿膠三錢　艾葉五分　大劑補之方能成功遲則
防脫貧者以黃芪兩許代參

子宮不收

臨產努力太過致子宮不收及陰户下挺無收小便淋漓但用
補中益氣湯頻頻服之外洗寸金散
朱丹溪云有產户下物如手帕者有出肉線一條者
薛立齋曰子宮有損落一片者皆氣血虛脫所致但服參芪升
提之藥自愈此非腸胃之比無得也補之血肉原可自長

寸金散

紫梢花　胡盧巴　蛇床子　樟腦各一錢　四味水煎薰

洗　一方用香油抹子宮上以牙皂末吹鼻中取嚏時縮

上　茲與盤腸產參看

補中益氣湯　見前

腸中痒

產後腸痒、因血去多、或調理失宜、氣血兩虧、王景泰法用針線

袋安產婦臥褥下、勿令人見　一法取箭鋒及鐮、安臥席下、勿

令婦知、或以食鹽熬熱、布袋包熨臍上、痒自止　或服四物湯

滋養自安、

四物湯

大熟地三錢　當歸二錢　白芍一錢炒　川芎五分　水煎服

産後不語

此症因心腎虛而不交、脾虛不能運動、食本縱有微邪、皆由元氣不足所致、右方七珍散、其中菖蒲、細辛、防風、須酌用、如果因風邪閉之、則暫服一劑、再察其病源、兼症治之、若思慮傷脾倦怠食少者、服歸脾湯、若氣血兩虛內熱者、用八珍湯、若脾虛生痰、嘔噦、少食者、用六君子湯、或水虧生熱、面赤火浮者、用六

味地黄汤、如法按经调理、自然易愈、倘妄行祛风攻痰、或用香散之药、则去之远矣

七珍散

生地一两　川芎五钱　石菖蒲五钱　细辛一钱　防风五钱　辰砂五钱飞过研　人参五钱　共末每服二钱　薄荷汤调下

归脾汤见血崩　八珍汤见临产　六君子汤见血晕

六味地黄汤

大熟地三钱　山萸肉二钱　淮山药二钱　牡丹皮一钱　茯苓一钱五分　泽泻一钱　水煎服

產後發熱

產婦發熱、皆因血虛、宜四物湯加黑姜、若溫治之、則熱自退、如不應、更加童便少許、冲服、熱自然退、但童便性寒、不可多用、又有脾虛傷食、皆能發熱、又有胃虛發熱者、法當調其飲食、理其脾胃、用五味異功散補之、如傷食、加神麯、穀芽、更有躁熱、面目赤色、煩渴引飲、其脈洪大、重按全無、此虛極假熱也、宜服當歸補血湯、重者用十全大補湯、或再加附子、收其浮散之陽、熱必自退、若誤醫風熱、一用涼散之藥、無不立見危殆、豈非醫殺之乎、

乍寒乍熱與發熱合參

郭稽中云、產後乍寒乍熱者多有之、不可以作瘧治、槩係榮衛空虛、陰陽不和、或敗血爲害、或脾胃之虛、此言極見明理、胡業醫者之不察、

大凡風寒發熱、晝夜不退、宜於生化湯中、加黑荆芥一味、足可驅邪、蓋產後體虛、百節開張、腠裏不固、易受易出、此小賊也、不比傷寒症之用刀兵驅盜耳、　如血虛與傷食、則日晡發熱、清晨必退、二症雖相似、其中仍有分辨、傷食者必噯腐吞酸、胸膈滿悶、穀芽、陳皮湯頻飲可愈、其血虛者則無前項等象、只可用

四物湯加炮姜可退、若嘔吐不利、腹痛食少、脈沉細而遲者、或浮大而空、宜理中湯溫補之、寒熱虛寔、若不辨明、安能無悞、予觀浙地婦、必等定鈎藤秦艽、或略作寒熱、即用柴胡、此皆非產後人之可當也、予亦淺學、焉敢談人之過、不過守前賢之訓、或可免妄死者告冤也、

四物湯 見腸痒 五味異功散 即六君子除半夏載前血暈

十全大補 見玉門不閉

黃芪補血湯

嫩黃芪一兩 當歸三錢 水煎服

生化湯見前　理中湯載後腹痛

清魂散

荆芥穗炒黑色一錢　當歸五錢　作一服為末生姜湯調下或加川芎一錢煎服亦可　此方退風並驚風搐搦俱妙

蒸乳

乳必使呼通加不通必乳癰作寒熱之狀此非前症為乳所阻耳宜用香附瓜蔞通草橘葉煎服其藥渣煎洗如不自乳子者只煎炒麥芽三錢薰洗乳退熱亦退

乳少

產後忽乳以養兒、乳少者、皆因氣血不足、然酒雖引血生乳、宜用淡酒、或冲開水油湯中飲、若多飲及飲好酒、每致少乳、藥服黄芪補血湯、加山藥極妙、或以蝦舡、許煎淡酒、去蝦飲、

黄芪補血湯　見前、加山藥三五錢

乳癰　乳内吹　外吹

婦人乳疾、必發寒熱、兒在腹中七八個月、乳忽紅腫、名曰内吹、產後有硬塊者、或乳不通、宿乳積成、或被子含口中、乳氣貫入、名爲外吹、俱防生癰、宜服瓜蔞散、外敷香附餅、自可消散、又有婦人肝氣鬱怒者、並用前方、加柴胡三分、白芍一錢、俱酒炒、橘

葉十片煎服、以早爲消散、或服逍遥散亦可、

瓜蔞散

瓜蔞一個敲碎 明乳香二錢 水煎冲酒服

香附餅

香附四兩炒爲末 麝香三分 二味共爲末、另用蒲公英二兩 銀花三錢 酒煎去渣、以此藥酒調香附末、頓熱敷患處、內服瓜蔞散、自可消散、予常令煎麥芽、橘葉水洗乳、亦妙

逍遥散

當歸二錢 白芍一錢炒 柴胡三分酒略炒 茯苓一錢五分 白朮一錢炒

炙五分　薄荷五分　加姜二片　煎服此方加丹皮炒黑山梔名

加味逍遥散平肝火也

產後心腹諸痛

心腹痛各有不同、有瘀血凝結、有飲食停滯者、有風冷客進者

指掌分爲各類、未免煩衍、吾總歸一門、大抵初痛總宜服生化

湯去瘀生新、二三劑當有痛即止矣、如或瘀積小腹不散、轉側

若刀錐刺痛者、手不可按、痛而不移者、用失笑丸主之、佐花蕊

石散二錢、瘀行痛止　如感風寒者、必口鼻氣冷、停食者必吞

酸滿悶、此二者俱用二香散主之、若中氣虛寒、腹中冷痛、必喜

熱物熨之、喜手按而痛稍緩、用理中湯加肉桂溫之、如小腹氣從下逆冲而上、痛連心腹者、忽聚忽散、此皆瘕氣也、另用橘核丸主之、如小腹有塊、手不可按者、瘀血壅滯、名曰兒枕痛、並用失笑丸、若瘀不散、久防生腸癰、即於後編查看細審治之

生化湯見前玉門不閉或加肉桂　失笑散見前包衣不下　花蕊石散見前

二香散

香附二錢　廣木香一錢　砂仁五分　陳皮八分　炙草五分　炮姜一錢

生姜一片　水煎服

理中湯

白朮二錢　炙草七分　乾姜一錢　人參一錢　煎服　有加附子名附子理中湯

橘核丸

橘核鹽酒炒　小茴香　川楝子煨去肉　桃仁炒去皮尖雙　香附二兩炒　以上各一兩爲末　紅花仁者不用

山查核　廣木香各五錢爲末

神麯三兩　打糊爲丸每服三錢開水下

腹内癰作痛

產後積瘀，每生内癰，人所罕識，其流腿股而生者，外出毒也，此外科可治，然無大害，積于内而生大小腸癰者，内科產科之事也。不可不知，往往穿臍而出，或内爛斷腸而死者，人只知爲腹痛而死、而不知腸癰之爲害、予治愈者多人、因著于編、以補前人之所未發、并使後之産科知之、以救人耳、其症當按其腹之痛處有硬塊在臍邊、按之愈痛者是也、若硬塊堅未成膿也、其脈必不數、日夜痛無休歇、方用牡丹皮散、服數劑必散、如尺脈已數、按之塊稍軟、内必腸鳴、二便不甚流利、間或痛一止、少頃又痛、此癰已成膿、毒無出路、小腸癰必穿臍而出、勢已危矣、以大劑人參補之、或可十中救一、然性命雖保、而終身亦不能生育矣、倘不知治法、則尿從臍出、必死無救、其大腸癰者、大便難出、治不如法、或不與出毒、毒必爛腸、腸傷必瀉、上不飲食而嘔惡口中有一股濁穢之氣，此腸爛穿必死，予治驗有案，附于卷尾。

若瘀流腿股，或腰臀，則痛如錐刺，手不可近，亦防生疽，宜服桃仁湯早散之。　腸癰初起，小腹痛，小便不利，六脉微緩，不作寒熱者輕，若已成，小腹堅硬而癢，六脈洪數者險，或尺部獨數，可治，潰後腥臭，不進食，不受補者，不治也。初服丹皮散，不消，再進桃仁湯，或薏苡仁湯，如消不去，以排膿湯，如未穿，與陳皮葵根湯，即穿，膿出後仍在微痛，予制海浮湯三服，毒未盡者則去，已盡者易于收口，三服後，即宜服四物、八珍、十全大補等湯補之。

不然毒雖去、內尚虛、防有食少、面黄、盜汗、無力、神倦、不寐、一派虛象出矣、併忌房事、年餘、食物氣惱、俱宜謹慎、

千金牡丹皮散

丹皮　苡仁　茯苓　生黄芪　生甘草　桃仁　白芷以上各一錢　當歸三錢　川芎一錢　官桂五分　木香三分　人參一錢無力者以党參五六錢代之　水二碗、食前煎服

苡米仁湯

苡仁　瓜蔞仁各三錢　丹皮　白芍各一錢　桃仁二錢去皮尖研　水煎、空心服

排膿湯

生黃芪三錢　當歸三錢　銀花　川芎　甲片炒敲碎　瓜蔞仁

白芷各一錢　甘草五分　水煎空心服

陳皮葵根湯

廣皮二錢　生黃芪五錢　當歸二錢　皂角二錢　蜀葵花根一兩切片

水三碗酒一盃煎分二次服

海浮湯

明乳香二錢　没藥　浙貝　茯苓各一錢五分　生黃芪三錢酒炒

炙草五分　水煎服

四物湯見前　八珍湯見前加黃芪肉桂即十全大補湯

呃逆

此症乃傷寒失下症有之、今產婦脾胃虛、或食熱物冷熱相搏、亦有之、或寒凝于中、寒者用丁香肉桂、熱者橘皮竹茹湯加柿蒂主之、或灸其門穴、自止也、

橘皮竹茹湯

廣皮二錢　竹茹一錢　甘草五分　姜棗引煎服　或加香附一錢

產後身痛

一身痛者、因產時百節開張、血脈空虛、不能榮養筋骨也、　又

有敗血乘虛流注于經絡致痛、大意按之痛者非風寒則瘀滯、若按之不痛喜附熱者虛寒也、如血不足以流通者四物湯加黑姜桃仁紅花澤蘭補兼運行、如或喜按畏寒者用四物湯加人參白朮黑姜補養自安、　有外感風寒則發寒熱而頭身痛、或鼻塞口出火氣斯爲外感用古拜散加歸芎黑姜秦艽以溫散、如散後痛未盡止乃氣血虛致榮衛未和用八珍湯補之此散後補之大法也、

古拜散

荆芥穗一味、炒黑爲末、生姜湯調下一二錢、量人虛寔用　本

方加當歸、即清魂散、更穩、此方產後受風、筋脈引急、或搐搦口噤、或昏憒不省人事、頭身痛、發寒熱、果是風者、一二劑即愈、蓋產後空虛之人、又何必羌防柴葛之重表耶、如破船重載、焉得不沉、

四物湯見前　八珍湯見前

產後腰痛

產後未有不傷腎者、腰痛皆是腎虛、當用六味地黃湯、加杜仲續斷肉桂、或食猪腰子補之、又有腎中之氣不足者、用八珍湯、加杜仲續斷肉桂大補、又或風冷客于下部、必上連脊背

下連腿膝，乃用獨活寄生湯，甚加附子以溫散，然只可服一二劑，不可多服。痛稍可，隨用前方補之，予制清腰湯服之頗當。

六味湯見前不詳症　八珍湯見前

獨活寄生湯

當歸三錢　獨活三分　桑寄生一錢　秦艽五分　茯苓一錢　牛膝一錢　甘草三分　威靈仙一錢　細辛二分　肉桂五分或官桂一錢　狗脊一錢五分　姜二片，水煎服

清腰湯

黑料豆五錢　狗脊一錢　寄生一錢　川斷一錢　杜仲二錢　肉桂五分

丹參二錢 加靑鹽二分 水煎服

產後驚悸

心慌驚悸、或目不轉睛、語言健忘、此由心血空虛、神不守舍、當補心神爲主、安神定志丸、歸脾湯、並進、或佐以訒養心湯其諸症自愈、

安神定志丸

茯神 茯苓 遠志 人參各一兩 石菖蒲 龍齒煅各五錢

爲末蜜丸桐子大辰砂爲衣每服二錢開水下

歸脾湯見前血崩

養心湯

人參　炙黃芪　茯神　茯苓　夏麯各一錢　當歸二錢

川芎　遠志　柏子仁去油各五分　肉桂　炙甘草各三分

五味子二分　水煎服

產後發痙

產婦汗多發痙，俗謂産後驚風，實非風也，乃肝血空虛，不能榮筋，以致手足抽搐，有似中風之狀，更有口噤咬牙、角弓反張，此氣血大虛之惡候，若非十全大補加附子，將何以救之？或先用古拜散、配歸芎服之，再服大補湯，□□成功薛氏案與女科指掌俱云小續命湯此必刻書之人補入者不然二公何亦荒唐至此耶不思小續命湯是仲景傷寒論中風症也用之以疎風豈可用醫產後之人乎無怪醫者錯而書亦有錯所以謂之得訣回來好看書　且中風一症氣血虛者多得之經謂治風先治血張景岳有非風之論尚宜補血以驅風而況產婦血虛明矣葉天士治中風醫案內惟一人用桂枝羌活尚配黃芪附子溫補而行其餘悉皆用補何曾以風治乃曰肝虛動內風正是明理高論合乎經旨者也

古拜散見前身痛　十全湯見前玉門不閉

産後顛狂

顛症狂言譫語或乍見鬼神甚有不避親疎不知羞耻者其間有血虛神不守舍者有敗血未盡悞補而然者有心脾本虛妄思妄想致心神不寧者治法用安神定志丸倍人參加歸芎主之佐以歸脾湯予制定神湯毋用取効此皆安神補虛之意也蓋初如瘀未清早用失笑丸花蕊散逐去敗瘀則新血自生安有顛狂之變此爲姑息錯治者成耳病久名曰失心症有綿延數載者治法惟白金丸眞妙也

定神湯

人參一錢 熟地三錢 當歸二錢 茯神二錢 附子五分 肉桂三分
澤蘭三錢 鬱金一錢 龍齒八分 橘紅八分 用生鉄秤鉈燒紅淬
水煎服

失笑散 花蕊散見前包衣不下

白金丸經驗方曰婦人失心病狂驚憂痰結血于心絡竅者
服之神效屢用奇驗
眞川一金七兩 明凡三兩 二味爲末薄糊疊法爲丸每服五十
丸開水下 一方用薄荷湯爲丸

安神定志丸 歸脾湯俱見前

琥珀地黃丸

此方治産後偶感惡路斬然不行憎寒發熱狀如瘧疾晝明白夜譫語郎與熱入血室同皆血分病用此丸極妙若攻痰則悞矣

琥珀另研　延胡索糯米炒　當歸各一兩　蒲黃二兩炒　生地一斤搗爛絞汁以汁浸生姜渣晒乾　生薑一斤搗爛絞汁以汁浸生地渣晒乾

共爲末煉蜜爲丸彈子大開水化下一丸

又一方　治敗血上衝發熱狂言脈虚大者

生地　丹皮　荷葉各二錢　調真蒲黃末二錢　生用

蓐勞

產後氣血空虛，眞元未復，一有勞動，則寒熱交作，食少不寐，頭目並四肢脹痛，或日輕夜重，或一日好一日歹，變症不一，名曰蓐勞，最難調治。大凡陽虛則惡寒，陰虛則惡熱，淸陽不升則頭目痛，血不足以榮養則四肢痠痛，宜用八珍湯補之。若脾虛食少，嘔噦多痰，用六君子加炮姜以溫中宮，諸症自可全退，然非參不可。若一見前症，寒熱表散，則失之遠矣。所以初產數日，不可梳頭洗面勞動者也，因其骨節尚未闔筍，筋脈易以傷，不可因體健而大意也。常有纏綿難愈，日久成癆，或致廢疾者，如體本堅寔，安得有此？故又當別論。

八珍湯　六君子湯　俱見前

指掌有白茯苓湯、羊肉湯等方，皆治蓐勞之病，用者亦甚有理，因此附于後，以備擇用。

白茯苓散

茯苓一兩　人參　炙黄芪　當歸　川芎　白芍酒炒　熟地　桂心各五錢

以上八味爲末，用猪腰一對，去油膜淨，姜三片，棗二枚，水煎姜棗，腎取水碗半，去渣，入前藥末五錢，再煎服。

仲景羊肉湯

精羊肉一斤　當歸五兩　黄芪四兩　生姜三兩　水八升，先煮羊肉

生姜取汁五升入歸芪再煎減至三升每日服七合

人參鱉甲散

人參五錢 鱉甲炙一兩 淮牛膝 炙黃芪 茯苓 桑寄生 當歸 桂心 白芍炒 桃仁 川斷 甘草 熟地 麥冬各五錢

共爲末和勻另用猪腰一對去膜淨加姜三片棗二枚水三碗煮取湯一大碗入前藥末三錢又加葱白一寸烏梅三個荆芥三分再煎溫服日日如此以服完藥末即愈

喘促

新產氣急喘促因榮血暴竭、衛氣無依、名曰孤陽、極險危之症、或用六味地黃湯加人參以益其陰，若脾肺虛者用四君子湯，加歸黑姜以益其陽，如見自汗厥冷再加附子，又有假熱喘而多汗者用十全大補湯加附子，大劑重用方可救耳，最怕喘急，弔引瘀血上來，一入于肺則鼻衄出，乃肺欲絶矣，入于心則昏憒無知，心欲絶矣，如外感咳嗽喘或素有痰哮症者則無妨，用四君子湯加蘇梗陳皮炮姜歸芎治愈。

六味湯見前不語　四君子見前血暈即六君　十全大補見前

鼻中起黑煤　四君子除半夏陳皮

產後有病，或汗多，或喘急發熱，須要問，若鼻尖黃明者生，若鼻尖青、環口黑色、鼻內起烟煤者、皆是絕敗之候、如喘急、即用二味參蘇飲、或可速救、敗絕、張景岳云、氣不能升降、乃元海無根、虧損肺腎而喘、及至鼻煤、唇黑、氣將脫也、急服貞元飲救之此大法也、

參蘇飲

人參一兩　蘇木三錢杵細　水煎服、如厥冷自汗、加熟附子二三錢

貞元飲

大熟地三兩　當歸三錢　炙草一錢　陰寒足冷、加肉桂一錢、或加炮姜、人參各三錢　水煎頻服

產後舌黑舌枯

產婦妄投冷藥致舌黑而枯或光紅無底皆危症也有汗出[illegible]藥便用多而未顧其心腎者均有之蓋舌乃心之苗腎之本也加黑而帶濁色尚可挽回六味湯重用熟地加人參炮姜主之若舌乾黑而枯且竭者爲血液已亡不可爲也斯時惟有獨參湯兩許頻頻灌之或可十中救一若無力用參亦無益此症腎氣已竭不便用桂附剛烈之物以熬煎惟人參能救氣於無何有之鄉且陽能生陰又生津液庶望同春

此症初產十日內見者多不然必[illegible]半多[illegible]亡陽下虛亡陰譬如

痢疾見舌枯或光如紅緞而乾渴者皆在不治即下多亡陰也

獨參湯

用好熟人參一兩頓成一碗或加五味子一錢頻頻灌入或人參五錢大熟地二兩名爲二仙膏煎服亦妙

六味湯見前不語

產後咳嗽治法

產後輕咳者肺虛也用生化湯加北沙參或酒炒黃芪如聲重咳不止者風也或虛火上冲也風則于生化湯中加黑荊芥穗火則生化湯中除黑姜加炒麥冬又有冬月寒氣冲肺致咳用

黑薑、更加生薑自止、但肺爲嬌臟、不可久延、而致瘀血吊起、或
久嗽傷肺、而致吐血入損、總之肺經之藥、勿用剛燥、宜從滋潤
養陰則無悞矣、凡肺經之藥、補用沙參黃芪、清用貝母杏仁、散
用荆芥桔梗、涼用桑皮白前、皆一定不易、更有用補參朮苓草、
補脾者、爲虚則補其母也、有用熟地阿膠者、補腎是補其子也、
使之金水相生之理、此嗽久防損、必以補土補水、子母相生、亦
一定也、不但治産爲然、平人咳嗽、皆以此法爲準繩、學者當明
此理、

樸齋治驗案

產後腹脹、惟胞未下者有之、生兒後自收、予族弟媳產下時腹已收、至次日忽然腹大如鼓、較之產前更甚、脹悶難安、氣急促、諸醫無措、命在旦夕、予適遠出而歸、急請視之、腹大且堅、二便不通、病家謂未產日食物多停滯耳、予曰非也、脈數而濇、知無食也、必產時被冷風入于子宮、致瘀血凝于內、用生化湯加肉桂一錢、煎好、即以煎藥吞失笑丸三錢、又調花蕊散三錢、進二劑而腹減半、再服生化湯倍黑姜、數劑而安、此症若不憑脈詳察、依其言而用消食者、則誤矣、因存是案以記之、

又族姪媳產後發疹、遂延醫治、乃痘科也、曰此出痦痳、竟用桔

以荆防發之，兩日忽作喘汗熱悶，幾乎欲絕，乃請予視，脉見寸大□空，按之且遲。予曰：此非痲痻也，緣下部虚寒，其無根失守之火浮遊于上，發虚疹如蚊迹，隱隱于皮膚之内，且新產纔七朝，豈堪任此凉散？以其痘科不知產症耳。急進十全大補湯加附子而汗止喘定，二劑後易八珍湯，半月後與六味而痊。此症設被壞事，只云中痲發不出而死，亦無怨其錯者。是以醫家寧可推出以讓知者治，不可貪而悞人性命也。

海寧俞姓婦腹孕三子，俱不育，臨產時穩婆見衣包出其半，而以手拖下，傷其帶脉，致腹痛，縮一足而不能伸，已經一月，痛楚

難臥予視之曰此吊脚腸癰也脈已數知毒熟矣乃用黄芪皂角甲片陳皮當歸加葵根酒水煎服次日下膿數碗而安

武林有木家其婦人産後腹痛諸藥罔效延予胗視知生腸癰木家不信復請他醫又半月而痛愈甚食亦不進二便不利予見尺部脈已數曰此癰已成膿矣前者與消而不服我藥今既已熟當出膿矣如再遲延恐傷臟而莫及也遂如前案之藥加葵根與服下膿腹痛漸減隨服參芪地歸補之繼用四物湯八珍補月餘而起

有陳姓妻住小粉牆産後小便不通脹痛難安予曰瘀阻膀胱

氣不化也與生化湯加肉桂澤蘭服之夜半得小便但未暢次日復用六味湯吞失笑丸小便大通而痊有吳姓在席曰何未服利劑而通前醫用車前木通四苓而反愈閉何也予曰見病治病未知源頭何益之有

許姓婦吾族姪女也昔產後發寒熱醫者始進鈎藤荆芥不效繼用柴胡湯熱愈盛面赤而鼻出血矣乃延予視曰此血虛症用柴胡致血上沖悮矣若再劑必死急用四物湯加牛膝茯神而鼻血止轉用八珍湯加黑姜而熱退後以芪歸地朮補之而愈又後產蓐勞肩生一毒亦予治愈至今生產已無病矣然產

前皆予調補得宜是以產俱平安而不覺也

又伊姪媳亦予族女產後驚風時癸巳歲適予在浙請治予曰肝風內動又感外邪而然也今熱不退而汗多手足搐搦已成痙厥此外將解而內虛爲重隨用歸芎加黑荆芥少許外用醋炭薰之汗漸少即進姜桂四物湯而熱退次日轉用八珍湯加肉桂數劑而愈

吳大文夫人產後腹脹小便不流利予診脈遲軟知寒結衝任二脈氣滯不宣用五味異功散加附子一錢數劑而安

常山許思載翁孫媳孕五月醫者謂經阻而用紅花桃仁香附

益母、行血藥、夜半血崩、予適在西街、扣門請治、隨往視之、形脈俱脫、不知人事、即用人參二錢、炙芪一兩、阿膠二錢、熟地八錢、附子一錢、煎好灌入、至五更脈出人甦、袴內見胞胎、方知服藥錯悞而小產、斯時若遲延不敢峻補、安能有命、

杭城項理問夫人小產、崩脫、諸醫不敢舉方、乃請予視、胗之已無脈、胸膈滿悶、氣促汗出、危急之際、予制加味二儀湯、人參二錢、熟地一兩、阿膠三錢、艾葉一錢、附子一錢、炙芪一兩、當歸三錢、速令煎服、本家畏補、服半帖、氣仍悶促、復問于予、予曰急與服之、隨復再進、胸悶頓舒、呼吸調勻、脈亦續至、次早又進原方、

適前醫至、仍不敢用藥、及見予方、沉吟良久、乃曰脈脫氣促、度其必死、先生胆大用此大補、吾不敢也、予曰此即內經所謂塞因塞用也、緣氣不歸原、下不納氣、致浮于上、又即下虛上實、血既亡矣、陽無所附、若非大補、少頃脫去、無可救矣、焉得回生、諸醫不勝佩服、

女科心法下集全

調經種玉湯

凡婦人無子、多因七情所感、致使氣盛血衰、經水不調、或先或後、或淺或紫、如血塊、或筋漏帶下、或肚腹疼痛、或子宮虛冷、不能受胎、宜進此湯

當歸酒洗四錢　川芎四錢　吳茱萸泡四錢　陳皮三錢　白茯苓三錢

香附三錢炒　延胡索三錢　丹皮三錢　乾姜炒二錢　熟地六錢

官桂二錢　熟艾二錢　白芍一錢　若過期而經水色淡者、宜用桂

姜艾、如先期三五日而經紫色者、方中去桂姜艾、加條芩一錢

右剉四劑、生姜三片、水煎、空心溫服、渣再煎服、待經至之日服

匙一日一劑過三十時之外則當交媾必成孕矣若不成孕而經期又違

豫示吉曰凡人經盡種子之後最宜將息勿怒勿勞勿舉重勿遠行勿沐浴勿復行房事以擾其子宮宜多服養肝平氣清熱養血補脾之劑胎自固矣予家四金圓丸出自秘府寔有挽回造化之功屢用屢驗調經種子如神

四金圓丸

香附六兩　用黄柏山梔各三兩同浸炒　川芎四兩　續斷四兩

白朮四兩　茯苓四兩　當歸四兩　山藥四兩　白芍四兩俱酒洗炒

青皮 四兩炒 砂仁 四兩炒 白薇 四兩酒洗 條芩 四兩酒炒
生地 四兩酒洗 共爲末山藥淡醋湯糊爲丸醋湯下 蓋條芩、
白朮安胎聖藥、且力能清下焦、是火火去則陰自足、一増其利
一去其害、又何小産之慮乎、

安胎萬全神應湯

治胎孕三月前後、或經怒、或行走蹶跌、以致胎傷腹痛腰疼、一
服即安、雖見血一二日、未離宮者、猶可安之、倘先經三四五個
月已半産者、及到月分、略覺腰骨酸脹、一服即安、數服萬全矣、
當歸 一錢 熟地 八分姜汁製 白朮 一錢 黄芩 一錢 川芎 六分

白芍七分炒　白茯苓七分　炙黄芪七分　杜仲七分　阿膠珠七粒
經崩前作脹加紫蘇六分　陳皮六分　下帶或紅加地榆一錢
艾七分　見血加川續斷一錢　糯米百粒　水煎空心溫服

房事戒期

正月初一　初三　初五　初六　初七　初九　十四　十五　十六　廿八　三十　如無三十即戒廿九每月同

二月初一　初三　十五　十九　廿八　三十

三月初一　初三　初九　十五　十六　十九　廿八　三十

四月初一　初八　十四　十五　廿八　三十

五月初一　十三　初五至初七　十五至十七　廿五至廿七　廿八　三十

六月初一　十五　廿三　廿四　廿八　三十

七月初一　初七　十五　廿八　三十

八月初一　初三　十五　廿七　廿八　三十

房事刑期

九月初一至初九　十五　廿八　三十

十月初一　初五　十五　廿七　廿八　三十

十一月初一　十一　十五　十七　廿八　三十

十二月初一　初八　十五　廿四　廿五　廿八　三十

又四立二分二至社日三伏日庚申甲子日父母誕辰本命誕辰大寒大熱大風大雨大霧大雷大地晦冥日月薄蝕星辰之下神佛之前虹霓地動等日有一犯者損人得病大凶非其時非其地及停燈犯者俱削祿減壽

更忌元旦三元五臘每月朔望庚申本命春秋二分二社五月九毒日每月廿八日人神在陰四月十月純陰用事皆不可犯否則損神不惟父母受傷生子亦不仁不孝戒之戒之

產科心法印施姓氏

每部墨印裝釘連史紙共計足錢一百文厚毛太紙共計足錢五十六文倘有同志　君子發願印施福德無量須至秀水縣前王駕六刻字店交錢印釘可也凡紙墨不堪者照貨減價　樂捐施者請即賜　書籍貫姓氏以便發刻芳名不敢掩善

嘉興鄒鑑操　壹百部　石門東山堂鍾　每年伍拾部　甲子年起

石門行恕堂蔡　壹百部　存耕堂蔡　壹百部

集慶堂周　伍拾部　尚志堂蔡　伍拾部

石門李固齋　捐資刊
李炳華　刻并印
李雲浦　壹百部　連史
李佩芝
江南泰州錢位爽　伍拾部
石門後樂堂沈　壹百部
桐鄉錢鳳輝　三十部

石門德潤堂馬　伍拾部
敦行堂沈　伍拾部
修齊堂張　伍拾部
餘姚之基堂何　伍拾部
石門耕雲堂吳　伍拾部
仁德堂陳　貳拾部
陳伯元敬送　壹百部

女科以此集為入手次則保產機要小蓬萊集

女科經綸可矣